LA FAIBLESSE IRRITABLE SEXUELLE

ETUDE PSYCHO-PHYSIOLOGICO-MÉDICALE

PAR

V. RENZA

Méthode infaillible pour vaincre soi-même et par des moyens qui se trouvent partout la faiblesse irritable.

Innovation unique dans le monde entier

PARIS

IMPRIMERIE G. SAULEAU, 10, RUE BAILLIF, PALAIS-ROYAL

1901

PRIX : **2 fr. 50**

LA FAIBLESSE IRRITATIVE SEXUELLE

ETUDE PSYCHO-PHYSIOLOGICO-MÉDICALE

PAR

V. RENZA

———

PARIS

Imprimerie G. Sauleau, 10, rue Baillif, Palais-Royal

1901

———

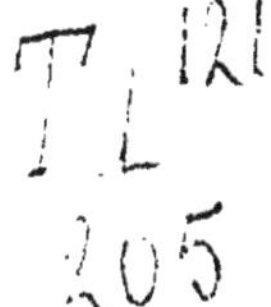

AVANT PROPOS

Jusqu'ici je n'ai pas eu connaissance que l'on ait écrit une monographie sur l'éjaculation prématurée. C'est pourquoi j'ai voulu aborder cette question dans cet ouvrage, dont le titre, quoiqu'un peut différent, a la même signification que l'objet de notre étude. En effet, dans beaucoup de traités de médecine, l'éjaculation prématurée est identique à ce qu'on désigne sous le nom de " faiblesse irritative ".

J'ai adopté ce dernier titre, comme me paraissant plus convenable, car cette brochure est peut-être appelée à être exposée aux yeux du public.

Ce n'est, certes, pas le titre qui donnera matière à discussion, ni même les quelques considérations théoriques que l'on pourra remarquer dans cet ouvrage. Le sujet à traiter est plus important, et, ce qu'on y verra et que l'on ne trouve pas ailleurs, c'est la méthode sûre et certaine de vaincre l'éjaculation prématurée, quelle qu'en soit la cause.

Voilà le point essentiel de la présente brochure.

Il y a déjà à peu près vingt ans qu'un hasard m'a mis en présence de ce problème de médecine.

Je dis problème, car ce n'est que par exception que la médecine réussit à guérir l'éjaculation prématurée. La raison en est simple, c'est que la médecine s'attache à chercher une entité morbide là souvent où il n'y en a pas. Même lorsqu'il en existe, généralement on ne peut pas l'atteindre. Et, en vérité, l'éjaculation prématurée étant dans la majorité des cas, comme nous le verrons, une habitude, que peut faire un médicament contre l'habitude ?

Et dans les cas où elle est une réaction fonctionnelle, combien de médicaments spécifiques avons-nous pour atteindre les entités morbides ?

De plus, que pourrait faire un médicament contre une idée, lorsque la réaction fonctionnelle est accompagnée d'une représentation mentale ?

Pourtant, moi aussi, j'ai passé par ces erreurs, car, quoique tout mon temps ait été presque complètement consacré à cette question, il m'a fallu près de vingt ans de tâtonnements, pendant lesquels j'ai épuisé tout l'arsenal de la thérapeutique, pour arriver finalement à trouver la vraie voie à suivre.

Le hasard, dont je parlais plus haut, le voici :

c'est qu'à l'âge de dix-huit ans, j'ai traduit un petit livre de médecine, traitant des maladies des organes sexuels. Cette brochure, dont le titre ne me revient pas à l'esprit, eut, en son temps, un réel succès. De nombreuses éditions ont été enlevées en peu de temps.

Encouragé par ce premier succès, j'ai continué à présenter au public tout ce que je trouvais de nouveau. Lorsqu'il s'agissait de matière médicale, et surtout sexuelle, mes sacrifices étaient toujours récompensés.

Mais à force de forger on devient forgeron !

Traduisant beaucoup, m'efforçant de bien pénétrer ce que j'écrivais, le sujet étant presque toujours le même, c'est-à-dire : " l'onanisme et ses conséquences ", " l'impuissance ", etc., je suis arrivé peu à peu à connaître à fond ces questions.

D'autre part, les communications que mes lecteurs me faisaient, m'ont mis en mesure de reconnaître que l'éjaculation prématurée est plus fréquente qu'on ne le suppose, et qu'elle constitue un véritable malheur, étant données les doléances de mes correspondants.

La question présente un haut intérêt moral et social ; aussi est-ce celà qui m'a déterminé à fonder des cabinets médicaux avec le concours de divers médecins. Par le fait, je suis devenu, avec le temps, le représentant des spécialistes avec une renommée universelle.

C'est ainsi que la correspondance devenait de plus en plus volumineuse, et que le nombre des personnes demandant à suivre un traitement s'accroissait toujours.

On pourrait peut-être me taxer d'exagération, si je fixais au chiffre de 10.000 le nombre de ces communications et de ces consultations. Et encore, n'est-ce qu'un minimum, étant donnée l'intervalle de temps de vingt ans !

Il est bien entendu que les cas les plus variés parmi toutes les classes de la société sans distinction, se sont présentés à l'observation. C'est ainsi que j'ai eu l'occasion d'étudier sous toutes ses faces cette question de l'éjaculation prématurée.

Je dois avouer en toute conscience que, malgré tous mes efforts et ceux de mes collaborateurs, pour être utiles à nos clients, les résultats obtenus étaient loin d'être satisfaisants, quoique nous ayons employé les moyens les plus variés et les plus savants. Mais, depuis un certain temps, j'ai commencé à entrevoir qu'ici intervient une cause indépendante de toute entité morbide : en effet, j'ai vu des personnes qui dans leur jeunesse avaient pratiqué l'onanisme, et qui, par la suite, tout en étant parfaitement saines, ont souffert d'éjaculation prématurée.

Bref, j'ai cessé, dès lors, l'emploi de tout médicament, et je me suis adonné aux études psychologiques et physiologiques.

Une enquête, faite avec le concours des prostituées, m'a beaucoup aidé à éclaircir certains points qui étaient encore obscurs, en clôturant ainsi la série de mes études et de mes recherches.

En considérant deux facteurs essentiels et inséparables : les excitations périphériques et le temps, j'ai fixé définitivement une méthode, capable de vaincre toutes les difficultés que présentait ce problème de l'éjaculation prématurée, en mettant au service de la cause le pouvoir d'inhibition du cerveau indépendamment de l'action de la volonté.

Aujourd'hui, c'en est fait de l'éjaculation prématurée quelle qu'en soit la cause. Et ainsi avec elle disparaît l'une des souffrances humaines, qui n'était pas des plus supportables.

Cet ouvrage étant surtout écrit pour le grand public, je me suis efforcé, dans la limite du possible, d'employer un langage clair et simple, exempt de toute prétention scientifique, à seule fin d'être bien compris de tous.

L'Ejaculation

" L'éjaculation est le dernier terme de l'acte vénérien ", telle est la définition qu'en donnent quelques auteurs.

Que l'acte vénérien se fasse d'une manière ou d'une autre, que l'éjaculation se produise en rêve ou à l'état de veille, en contact avec un autre être ou seulement à sa vue, à sa simple invocation, il n'en est pas moins vrai que tout cela ne modifie aucunement le caractère commun de tous les modes de l'éjaculation ; c'est dire, par cela même qu'elle est le dernier terme de l'acte vénérien, et, dans l'état de nos connaissances physiologiques, nous devons nous contenter de cette donnée suffisante pour une définition plus ou moins bonne.

Une définition, basée sur le mécanisme de l'éjaculation, serait rigoureusement scientifique, elle est adoptée par certains auteurs, mais je la trouve un peu hasardée. Car, nous ne connaissons pas la nature intime de l'influx nerveux, ni les voies qu'il parcourt, surtout qu'il en existe plusieurs, ni comment les idées et les sentiments se transforment en actes, etc.

« Mais la physiologie, comme le dit Du Bois-Reymond, est la seule des sciences naturelles

dans laquelle nous soyons forcés de parler de
ce que nous ne savons pas encore (1). »

Ce que nous pouvons seulement énoncer
d'une manière positive, c'est que l'éjaculation
est un reflexe psychique et que l'excitation
périphérique est modifiée, transformée par le
cerveau. (Voir le chapitre : " Idée et Habitude ").

La sexualité est une question capitale dans
notre vie, car la nature, dans l'intérêt qu'elle a
eu de perpétuer les espèces, a fait en sorte que
les êtres soient les esclaves de leurs instincts
sexuels ; et c'est ainsi que, poussés par cet
instint, nous commettons souvent les plus
grandes sottises du monde.

« Le *besoin sexuel* lui-même peut être rap-
proché du besoin de respirer, de la faim ou de
la soif, par exemple. C'est un besoin général,
produit sous l'influence d'un grand nombre de
circonstances tant intérieures qu'extérieures, et
que nous localisons dans les parties sexuelles,
à cause de la connaissance des phénomènes
qui s'y accomplissent et qui sont aptes à le
calmer? (2) »

Les sensations, parties des organes génitaux,
sont probablement les premières et les plus

[1] A. Mosso, *la Fatigue intellectuelle et physique*, Bibliothèque de philosophie contemporaine, Paris, Alcan,
1900, p. 117.

[2] M. Duval, *Cours de physiologie*, Paris, J. B. Baillière et fils, 1897, p. 516.

importantes qui renforcent le besoin sexuel. Presque tous les organes des sens et toutes les surfaces sensibles, peuvent être le point de départ des sensations qui s'associent avec le besoin sexuel.

La question est fort controversée ; certains auteurs vont même jusqu'à faire intervenir le rôle d'une secrétion interne (Brown-Sequard, Keiffer). — Nous pensons qu'il est inutile d'insister davantage (1).

Passons maintenant à l'étude de l'éjaculation prématurée, la seule qui forme l'objet de notre étude.

L'Éjaculation prématurée

Les individus qui éjaculent hâtivement ne peuvent pas se permettre le plaisir des jeux et des caresses qui précèdent ou préparent l'acte du coït. Chez eux, on observe une hâte excessive, car tout retard peut rendre l'acte impossible en amenant une éjaculation inopportune.

Malgré même cette hâte, résultat d'un état de conscience, l'éjaculation se produit soit après quelques frottements, c'est-à-dire alors que l'individu avait à peine trouvé une position conve-

[1] Voir Dr Joanny Roux, *Psychologie de l'instinct sexuel*, Les actualités médicales, Paris, J. B. Baillières et fils, 1899.

nable pour la consommation de l'acte, soit que la verge n'était pas encore bien indroduite dans le vagin.

Voilà ce qu'est l'éjaculation prématurée.

Je distingue trois cas :

L'éjaculation prématurée est contractée par habitude ; ou bien elle est dûe à la neurasthénie, ou encore elle relève de causes locales.

Avant d'aborder l'analyse de chacune de ces parties, il importe de connaître ce qu'on entend par " idées et habitude ".

Pour exprimer l'idée d'éjaculation qui se produit trop tôt, trop rapidement, nous emploieront indistinctement dans le cours de cette étude plusieurs mots : éjaculation rapide, hâtive, précipitée et surtout prématurée.

Idées et habitude

Dès qu'une somme suffisante d'expériences a permis à l'intelligence de naître, dit M. Ribot, il se produit une nouvelle forme d'activité, pour laquelle l'épithète d'idée-motrice est la plus convenable, les idées étant causes des mouvements.

« Tout au plus savons-nous qu'une pensée, une émotion, un sentiment, nécessitent une transformation d'énergie, mais nous n'en possédons pas encore la preuve palpable. Le principe de causalité est encore l'expression d'un postulat (1). »

L'idée réduite à elle-même a une tendance de motricité extrêmement faible, ce qui met en évidence que ce sont les sentiments seuls qui mènent l'homme.

« L'indépendance relative de l'idée et du sentiment comme cause de mouvement est nettement établie par certains cas pathologiques. Il arrive que l'idée d'un mouvement est à elle seule incapable de le produire ; mais, si l'émotion s'ajoute, il se produit. Un homme atteint de paralysie ne peut par aucun effort de volonté mouvoir son bras ; tandis qu'on le verra s'agiter violemment sous l'influence d'une émotion causée par l'arrivée d'un ami. Dans les cas de ramollissement de la moelle épinière entraînant la paralysie, une émotion, une question adressée au malade peut causer des mouvements plus violents dans les membres inférieurs sur lesquels sa volonté n'a pas d'action (2). »

« Lange a remarqué que chaque fois qu'il pense à un cercle, ses yeux font les mêmes mouvements qu'ils exécutent quand il contemple cette figure. Stricker a insisté également

[1] A. Mosso, *la Fatigue intellectuelle et physique*, p. 117.
[2] Th. Ribot, *les Maladies de la volonté*, Bibliothèque de philosophie contemporaine, Paris, Alcan, 1901, p. 10.

sur la parole intérieure dont nous nous servons quand nous songeons à des abstractions et sur la tendance que nous avons à prononcer le mot qui la désigne.

« Pour beaucoup de personnes, la seule pensée d'une éponge ou d'un morceau de drap déchiré entre les dents donne la même sensation d'agacement que la réalité. Le grincement d'une lime contre le fer par exemple, qui est un phénomène auditif désagréable, accompagné d'un resserrement des vaisseaux, peut, quand il est évoqué par la mémoire, ramener les mêmes sensations qu'autrefois (1) ».

Une personne, dont les bottines auront pris l'eau par suite d'une déchirure des semelles, un jour de pluie, aura le lendemain une impression d'humidité dans les pieds, en passant dans un endroit légèrement arrosé d'eau.

Un individu, mangeant des huîtres et lisant immédiatement un article de journal déclarant que les huîtres renferment le bacille typhique, est pris aussitôt de vomissements violents.

La lecture ou la narration de récits érotiques amène l'érection, parfois même l'éjaculation chez les sujets très excitables.

A la simple idée de coucher dans un lit que l'on croit rempli de punaises, on ressent aussitôt des piqûres sur tout le corps.

[1] A. Mosso, *la Fatigue intellectuelle et physipue,* p. 111 et 129.

Il suffit de faire penser à quelqu'un que telle femme est syphilitique ou que sa bouche exhale une mauvaise odeur, pour lui empêcher l'érection, même s'il reste des heures entières en tête-à-tête avec cette femme.

Nous pourrions citer ainsi nombre d'autres exemples, mais ceux-là seuls suffisent à nous montrer que l'idée peut devenir acte ou empêcher l'acte.

Parmi ces idées, les unes sont plus puissantes, et d'autres plus faibles. Une condition, qui est tout à fait spéciale pour l'excitabilité des centres nerveux, c'est l'attention. Celle-ci par son mode d'action intermittente, crée de grandes différences dans l'intensité de la perception pour des excitations égales.

Voir, à ce sujet, le chapitre " Ma Méthode " où je traite de la volonté, de l'attention et des idées impulsives, etc.

Que dire, au sujet de l'habitude ? Notre propre expérience et celle de nos semblables ne nous en montrent-elles pas des exemples frappants tous les jours !

La matière vivante a la propriété de s'habituer, et c'est sur cette aptitude que l'on a fondé la théorie sur les mouvements involontaires.

« Darwin, parlant des mouvements involontaires, écrit : Il est probable que certains actes qui s'exécutent d'abord consciemment sont par le moyen de l'habitude et de l'association transformés en mouvements reflexes, lesquels sont maintenant fixés et devenus héréditaires dans le système nerveux. »

Les mouvements automatiques seraient donc des mouvements qui d'abord étaient volontaires et ensuite ont cessé de l'être. Telle est l'opinion que soutient aussi Spencer dans ses *Principes de psychologie*. Mais Borelli avait déjà formulé ce problème ardu presque dans les termes mêmes qu'ont adopté les philosophes modernes.

« Il n'est pas impossible, dit Borelli, qu'elle ait été volontaire, l'action qui maintenant s'accomplit par habitude, et nous, qui ne prenons plus garde qu'elle a été voulue, nous croyons qu'elle est involontaire (1). »

Nous rencontrons à chaque pas l'influence souveraine de l'habitude.

Les enfants, à l'école, en imitant les bègues, les boiteux, etc., contracteraient ces défauts s'ils ne cessaient ces exercices, soit par les admonestations des parents ou des professeurs, soit par leur propre initiative lorsqu'ils s'aperçoivent finalement que ces imitations deviennent involontaires.

L'habileté de la main, la facilité des mouvements s'acquièrent par habitude.

Il en est de même pour l'intelligence, la mémoire, l'imagination, etc.

[1] A. Mosso, *la Fatigue intellectuelle et physique,* p. 28.

Il y a aussi une habitude de croire, de juger, de manger telle ou telle chose, etc., etc.

« On dit souvent que l'habitude est une seconde nature, et cela est vrai ; car il peut arriver et il arrive souvent que la nature originelle d'un enfant est complètement transformée par l'éducation, c'est-à-dire par les habitudes que ceux qui l'élèvent lui font peu à peu contracter. Mais on pourrait dire aussi que la nature première elle-même est presque entièrement formée d'habitudes transmises de génération en génération... (1) »

L'Éjaculation prématurée est-elle un malheur ?

Sur le degré le plus élevé de la civilisation, l'instinct sexuel conservera toujours, comme l'a voulu la nature, une place importante parmi les fonctions de notre vie, communes d'ailleurs chez tous les êtres vivants et que les physiologistes ont classée en fonctions de nutrition, de reproduction et de relation avec le monde extérieur.

. Les drames dits d'amour que nous voyons journellement se dérouler sous nos yeux et qui ne le cèdent en rien aux atrocités des temps barbares, quelle autre chose prouvent-ils ?

[1] Grand dictionnaire universel Larousse, p. 9, vol. IX.

Car, le rapt et l'adultère, le couteau, le révolver, le vitriol que nous voyons tour à tour entrant en action dans ces drames, sont des manifestations de l'instinct sexuel, manifestations qui autant qu'elles partent d'hommes d'élites, mettent plus en évidence sa puissance et l'artificialité de notre pauvre civilisation.

Le suicide d'amour, bien qu'il soit sur un plan plus élevé, est commis, lui aussi, souvent par les hommes les plus raisonnables.

Pour l'individu lui-même, au point de vue physique, l'éjaculation prématurée n'est pas un malheur ; car, si courte qu'elle soit, l'éjaculation signifie la fin de l'acte commencé et par conséquent la satisfaction du besoin sexuel organique.

Mais au point de vue moral et social, les conséquences en sont désastreuses et constituent une véritable catastrophe.

L'acte vénérien étant en effet le résultat d'une collaboration entre l'homme et la femme, il est facile de comprendre que l'éjaculation prématurée constitue un empêchement à la satisfaction du besoin sexuel chez la femme. Et, comme l'amour le plus pur, le plus sincère, suppose malgré tout à son origine le besoin sexuel organique, il est facile de comprendre que, si ce besoin n'est pas satisfait, l'amour puisse se changer en indifférence, en mépris, en haine, amenant finalement la vengeance, l'adultère.

Ce manque de satisfaction ne signifie pas seulement une privation de jouissance, mais constitue aussi un danger pour la santé de la femme.

Les médecins sont d'accord sur ce sujet pour reconnaître que souvent diverses maladies de l'utérus, des ovaires, certaines affections d'origine nerveuse, voir même l'hystérie, ont pour causes des excitations génitales provoquées, par exemple, par un coït incomplet.

Il résulte donc de ce que nous avons dit, que les intérêts les plus grands de l'homme sont en jeu : amour-propre, jalousie, honneur, richesse, etc.

Si nous considérons maintenant l'individu qui ne songe pas au mariage, menant une vie pleine d'activité, les conséquences sont moindres, et il ne se ressentira pas trop de ce défaut. Mais, dès que l'amour, les insistances des parents, les besoins matériels, l'obligent au mariage, sa position devient plus difficile, et quand il s'allie à une femme d'un tempérament vif, voluptueux, sa situation devient tellement intolérable qu'il n'a souvent comme ressource que le divorce ou le suicide.

Et lorsqu'on lit dans les journaux quotidiens tous ces faits-divers sensationnels relatant tel scandale ou tel suicide d'autant plus inexplicables étant donnés la jeunesse, l'état de fortune, la haute position sociale des personnes en jeu, tout le monde fait des conjectures et beaucoup de versions sont mises en circulation ; mais la vérité appartient seule au médecin qui ne peut malheureusement que constater que ce sont souvent les épilogues des drames provoqués par l'éjaculation prématurée.

L'Ejaculation prématurée contractée par habitude

Pour bien faire comprendre comment cette habitude peut se contracter, il importe de faire dès le début une étude comparative entre l'acte vénérien naturel et l'onanisme, au point de vue des représentations mentales et des nécessités qui ont pu naître de ces deux pratiques différentes.

I. — Commençons d'abord l'étude de l'acte vénérien naturel. Je serai bref, car tout ce que je puis en dire est connu de tout le monde et n'a pas besoin de longs commentaires.

De toute manière, que nous considérions l'amour sous sa forme physique ou sous ses formes supérieures, on retrouve toujours à sa base comme point de départ : le besoin sexuel organique.

L'amour d'approbation, le plaisir de la conquête, le désir de conserver, la jalousie, voilà autant de motifs assez puissants qui feront que le jeune homme, dont nous nous occupons maintenant, non seulement prendra soin de son physique, s'efforcera de mettre en évidence ses qualités intellectuelles, mais encore cherchera, par sa force sexuelle, d'être approuvé, de conquérir, de conserver l'objet de ses désirs.

Représentons-nous, à la vérité, un homme, doué de tous les apanages de la beauté, spirituel, toujours rempli des prévenances les plus délicates envers les femmes, mais qui, par suite d'éjaculation prématurée, est incapable de satisfaire le besoin sexuel organique. Que deviendra-t-il aux yeux de la femme séduite par les autres qualités si remarquables ?

Tout au plus un objet de compassion, si ce n'est même, et c'est le cas le plus fréquent, un objet de mépris. La raison est assez simple, car : on ne doit pas chercher à allumer des passions qu'on ne peut satisfaire.

L'amour d'approbation va si loin chez l'homme qu'il se retrouve même dans l'acte vénérien accompli avec toutes les femmes.

D'autre part, le plaisir partagé est décuplé.

Toutes les prostituées connaissent ces faits. C'est pourquoi, pendant l'acte du coït, elles simulent par intérêt une excitation qu'elles sont loin d'éprouver. Elles savent spéculer sur l'amour-propre et la vanité des clients en louant leur force sexuelle à seule fin de les rendre plus généreux.

De ce que nous venons de dire, il ressort donc que dans l'acte vénérien naturel *il y a une aptitude vers le prolongement*, et c'est bien compréhensible, car la promptitude de l'éjaculation n'est pas une bonne condition pour l'exécution de l'acte sexuel.

Au début, cette tendance se manifeste sous forme de désir, mais avec le temps elle devient la volonté.

II. — Passons maintenant à l'étude de l'onanisme.

Il est inutile de rechercher par quels moyens l'individu est arrivé à la connaissance et à la pratique de cette passion. Cela n'ajouterait rien à la clarté de notre thèse.

Qu'elle est d'abord sa représentation mentale ?

L'amoureux a toujours devant les yeux l'image de son amante. Il passe son temps à composer des lettres, à lire et à relire celles qu'il a pu recevoir, à imaginer quelle impression sa conversation a pu produire sur cette femme. Toutes ces préoccupations lui laissent peu de temps de s'occuper de l'acte vénérien.

Mais à quoi peut bien penser celui qui se livre aux pratiques de l'onanisme, quelle autre chose peut-il avoir devant ses yeux, si ce n'est le sperme qu'il voit sortir rythmique de ses organes et qui lui donne les fièvres du plaisir sexuel ?

Partant de là, il se fait de la femme une

conception tout à fait autre que l'idée qu'en a le reste du monde.

Il ne voit en elle qu'un instrument provoquant l'éjaculation : cela et rien de plus.

Quand il regarde une femme, l'image de l'éjaculation apparaît forcément, entre elle et lui. Ce caractère particulier, ou mieux, cette manière de voir est très importante, et nous intéresse, étant donnée l'influence de l'idée associée surtout à des sentiments puissants, comme nous le verrons.

Mais voilà que, dans sa pratique, l'onaniste constate que l'éjaculation devient plus difficile : fait d'ailleurs qui s'explique aisément, car l'éjaculation, dans l'acte vénérien naturel, est le final de certaines associations de sentiments, associations qui manquent à l'onaniste.

Sa principale préoccupation devient celle-ci : Que faire pour éjaculer rapidement ? Il sera d'autant plus poussé à cela qu'il considérera que le temps joue un très grand rôle, l'onanisme étant pratiqué généralement par des enfants.

En fait, l'enfant, soit qu'il habite avec ses parents ou qu'il soit placé dans un pensionnat, ne peut avoir comme une grande personne, une chambre dont il puisse disposer à son aise. C'est autour de lui un mouvement continuel qui ne lui laisse aucune liberté, et la nuit, dans les dortoirs, il ne peut se livrer à la pratique de l'onanisme par crainte d'être surpris par les parents, les surveillants, etc.

Le seul refuge qu'il ait alors, ce sont les latrines ; mais, là encore, il n'a pas une liberté absolue,car s'il y reste longtemps il peut donner prise aux soupçons.

En résumé, la solution pour vaincre toutes difficultés qui peuvent surgir : c'est une éjaculation rapide et facile.

En supposant même qu'il possède, et la place, et le temps nécessaire pour consommer son penchant, il est certain que l'intérêt d'éjaculer rapidement est très vif, le final de l'acte étant chez lui la seule source du plaisir ; tout prolongement serait une vaine fatigue.

S'il avait approfondi et lu attentivement les questions traitant des idées, des sentiments, de la volonté, il n'aurait pas pu faire, avec plus d'intelligence, le choix des éléments nécessaires, en vue du but à atteindre, l'éjaculation rapide, sans se rendre compte nécessairement, que l'habitude s'en suivrait, et finirait par constituer un défaut dans sa vie sexuelle.

Dès le premier jour où il s'est livré à son penchant, il a acquis l'idée d'éjaculation, associée avec le sentiment du plaisir. Il commence ensuite à les renforcer par des images, prises d'abord dans le cercle de ses connaissances : la fille X..., telle femme belle, etc.

Pendant toute la durée de l'acte, son cerveau

travaille à disposer ces images dans les positions les plus attrayantes, les postures les plus provoquantes, et, de vains fantômes, il en fait de vrais êtres animés, qu'il tâche de faire participer à ses sentiments, à ses palpitations, à ses spasmes.

Rassasié des personnes du même monde que lui, il passe à la haute société, au monde artistique, romantique, historique, etc., et choisit ses sujets.

Comme dans tous les exercices, il rencontre souvent des difficultés, et c'est à les vaincre qu'il forme son expérience.

Des images de pur idéal, il passe à des objets plus concrets, à des reproductions d'images : photographies, peintures, diverses pornographies qu'il trouve toutes faites ou qu'il dessine lui-même.

En même temps que son imagination devient plus raffinée, le chatouillement du membre devient aussi de plus en plus savant : frottements plus durs ou plus superficiels, plus secs ou plus humides, plus rapides, plus modérés, que sais-je, en un mot plus ou moins modifiés suivant ce que son expérience lui apprend.

Tout cela nous montre qu'ici, il s'agit d'un entraînement suivant toutes les règles, d'un véritable exercice d'éjaculation, poursuivi avec une rare persévérance, et dans lequel rien n'est négligé pour atteindre le but.

Une telle émulation ne peut qu'être courronnée de succès. Ce qui au début était difficile, se fait maintenant facilement ; ce qui demandait autrefois de l'effort et de l'attention, devient pùrement mécanique ; en un mot, ce qui était exercice, se change en simple habitude.

Il est bien entendu que pour arriver à ce résultat, c'est-à-dire à l'habitude, il a fallu que l'onanisme soit pratiqué longtemps.

Voyons encore plus loin. Des années se passent, l'individu grandit, ses mœurs ont changé dans un nouveau milieu social, et le voilà, pour la première fois, en présence d'une femme. L'éjaculation, déjà rapide par habitude, comme nous l'avons vu, se fera cette fois-ci encore plus rapidement, car aux anciennes sensations se joindront de nouvelles qu'il ne connaît pas. Ces nouvelles sensations seront provoquées par des baisers, des embrassements, la chaleur du corps, et tous les artifices féminins, comme les parfums, les dentelles, la soie, etc.

Il faut remarquer que généralement les individus qui se livrent aux pratiques de l'onanisme, sont ceux qui n'ont pas encore connu la femme, et que cette passion disparaît brusquement ou peu à peu à mesure que les plaisirs sexuels deviennent de plus en plus attrayants par les rapports naturels avec les femmes.

Un deuxième, un troisième, un quatrième essai, tous suivis du même résultat, donneront la certitude à l'individu que son éjaculation est hâtive. Souvent même la femme avec laquelle il a des relations éveillera son attention sur ce défaut.

A partir de ce moment alors, la pharmacie comptera un nouveau client, si même il ne l'était déjà par suite de lectures de mauvais livres sur les conséquences de l'onanisme.

A mon avis, voilà la véritable nature et origine de l'éjaculation prématurée, dans la majorité des cas.

Dans cette description que je viens de faire, j'ai choisi un type, mais il faut reconnaître qu'il y a beaucoup de variétés ; néanmoins le résultat final reste le même : l'éjaculation plus ou moins rapide.

Il est possible, mais ce sont là des cas plus rares, que l'éjaculation rapide se contracte dans des relations avec les femmes, lorsque l'acte vénérien se répète longtemps dans des conditions défavorables, comme, par exemple, le coït fugitif pour éviter la surprise des parents, de l'amant, du mari, etc.

L'Ejaculation prématurée dûe à la Neurasthénie

On trouve l'explication de cette rapidité de l'éjaculation dans le fait de la diminution du pouvoir de résistance du système nerveux aux impressions irritatives.

En effet, qu'est-ce que la Neurasthénie ?

« En médecine, on appelle *neurasthéniques* les individus qui épuisent rapidement l'énergie des centres nerveux et qui réparent lentement les pertes de cette énergie. Nous verrons dans la suite qu'il y a eu des neurasthéniques qui, malgré la faiblesse de leur système nerveux, ont produit dans les arts ou dans les sciences des œuvres immortelles. Je citerai comme exemple le nom de Charles Darwin (1). »

Tout ce qui tend à déprimer le moral et le physique peut lui donner naissance : par exemple, la hâte de produire beaucoup dans un temps relativement court (surtout le travail cérébral), le souci de l'exactitude, de la responsabilité, la perte de la réputation, de ses biens, les malheurs dans ses affections, dans l'amour, les blessures d'amour-propre ; les excès vénériens de toute nature et les idées terribles sur leurs conséquences puisées dans divers livres, etc.

M. Charcot distingue un état neurasthénique vrai et un état neurasthénique à forme héréditaire.

Le premier se contracte pendant la vie, et la cause qui lui donne naissance ne peut pas être mis en doute ; le deuxième se transmet par

[1] M. Mosso, *la Fatigue intellectuelle et physique,* p. 79,

hérédité. La neurasthénie vraie pourra se guérir facilement, le système nerveux n'étant qu'accidentellement épuisé, tandis que la neurasthénie héréditaire fait encore le désespoir des médecins, car l'altération du système nerveux « est congénitalement faible, débile, dévié même dans ses fonctions les plus essentielles, il est, en un mot, héréditairement mal constitué pour un fonctionnement normal (1). »

Cependant même dans la neurasthénie vraie, les sujets avec hérédité nerveuse chargée, y sont les plus prédisposés, aussitôt que se montrent des conditions favorables à leur développement. Dans la neurasthénie héréditaire, ces conditions jouent un rôle secondaire, elles peuvent souvent manquer, et c'est en somme cette hérédité de l'individu qui est la cause initiale du mal.

Voilà, comment le problème de l'éjaculation prématurée se complique.

Considérons, en effet, les cas de trois individus qui ont commencé, en même temps et avec la même fréquence, à se livrer aux pratiques de l'onanisme. Nous admettrons que l'un n'avait aucune disposition morbide et qu'un autre avait une hérédité nerveuse chargée, et que le dernier était neurasthénique héréditaire. Qu'arrivera-t-il ?

[1] Gilles De La Tourette, *Les états neurasthéniques,* p. 43,

Le premier a toutes les chances, comme nous le verrons, de ne pas contracter la neurasthénie, mais s'il en reste indemne, il n'en sera pas de même au sujet de l'éjaculation prématurée, à laquelle les organes s'habitueront à la longue, par exercice.

C'est le cas le plus simple et le plus pur de l'habitude.

Le deuxième deviendra tôt ou tard neurasthénique, et, à cause de cela, il éjaculera rapidement. En cessant les pratiques de l'onanisme, la pile, c'est à-dire le système nerveux, se rechargera peu à peu, suivant la durée du vice ; et, en même temps que l'épuisement nerveux, disparaîtront aussi les conséqnences neurasthéniques. C'est ce qui arrive le plus généralement. Et si l'éjaculation prématurée persiste, nous nous trouverions alors en présence de l'habitude des organes.

Il faut remarquer que cette habitude peut se contracter, non seulement par l'exercice spécial auquel donnent lieu les pratiques de l'onanisme, mais aussi par une représentation mentale, c'est-à-dire, dans notre cas, par une idée persistante qui fait que l'on craint d'échouer toujours, si on a échoué une fois par une éjaculation prématurée.

Si nous envisageons maintenant le troisième individu, il est bien entendu que les symptômes neurasthéniques se manifesteront en très peu

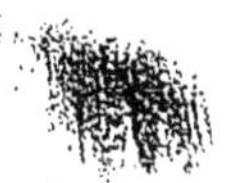

de temps, suivis de tout leur triste cortège. La neurasthénie n'attendait seulement qu'une occasion quelconque pour se montrer chez lui. S'il cesse les pratiques de l'onanisme, son état général pourra s'améliorer, mais les conséquences héréditaires s'en ressentiront malgré cela.

Si, dans ces trois cas, nous faisons intervenir les idées sinistres, hypocondriaques, puisées dans les livres de Tissot et de ses imitateurs sur les conséquences de l'onanisme, les choses se compliquent de plus en plus avec la gravité des cas.

Les effets des abus vénériens de toute nature doivent être nettement différenciés, si nous ne voulons pas tomber dans des erreurs grossières.

On a commis un véritable abus en exagérant les conséquences de l'onanisme. Qu'on empêche ce vice, personne ne dit le contraire ; mais les moyens, mis en jeu, sont mal choisis. Il faut perfectionner les méthodes d'éducation. Les frayeurs, contenues dans les susdits livres, n'empêchent pas l'onanisme ; car, aujourd'hui même, il se pratique plus que jamais. Cette littérature spéciale est préjudiciable à l'humanité en infiltrant des idées qui dépriment le moral et le physique, et qui font que le patient devient récalcitrant à tout traitement.

Tout médecin consciencieux est de cet avis et le confesse hautement.

S'il fallait ajouter foi à tout ce qu'avancent

ces livres, on devrait désespérer de l'avenir, à l'idée que les générations seraient totalement composées d'idiots, d'impuissants, de paralytiques ou de fous. Bref, tous ceux qui se livrent aux pratiques de l'onanisme sont, sans distinction, enfoncés dans la même chaudière.

Je le répète, c'est une erreur grossière ; et quand celle-ci est commise sciemment, dans un but quelconque, elle constitue un véritable crime, vu les malheurs auxquels elle donne lieu.

Qu'un onaniste devienne épileptique, paralytique ou idiot, cela ne veut pas dire que tous auront le même sort.

Comme nous l'avons montré, la pratique de l'onanisme ne fait souvent que hâter ou développer ce qui existait en germe dans l'organisme ; germe qui, malgré cela, se serait certainement manifesté tôt ou tard.

Il est vrai cependant que l'onanisme détermine un épuisement nerveux, mais celui-ci se répare, le plus généralement. Aujourd'hui les hommes ne vivent plus isolés, pour supposer que l'individu s'adonnera avec tant de fureur à sa passion pour se détruire.

Tout abus qui se met en évidence par des signes extérieurs, de quelque manière que ce soit, attirera l'attention des parents, des professeurs, du médecin, des camarades, et à partir de ce moment, il sera entravé.

Parmi les conséquences de l'onanisme, on donne une importance considérable à la perte du liquide séminal ; mais la dynamogénie, qu'on attribue au sperme, paraît douteuse, étant donnée la prodigalité que l'on fait de ce liquide.

Du reste, si, laissant de côté l'homme, nous examinons les animaux, comme le taureau, le cheval, le mouton, etc., nous voyons que la fréquence et l'abondance de l'éjaculation du sperme ne leur cause aucun désordre.

A ce propos, voilà l'opinion de Niemayer, un spécialiste dont la réputation n'est plus à faire :

« Ce sont avant tout des jeunes gens de l'âge de dix-sept à vingt, même vingt-cinq ans, qui consultent le médecin à cause de leurs pollutions. Ils se plaignent d'avoir pendant la nuit une ou plusieurs fois par semaine des pertes séminales, d'en être extrèmement affaiblis, et de sentir surtout au lendemain de la pollution un abattement et une lassitude extrèmes.

« Il n'est pas difficile d'obtenir de la plupart de ces malades l'aveu qu'ils se sont masturbés dans le temps.

« Inquiétés par la lecture de la « préservation personnelle » ou d'autres livres également mauvais, dans lesquels les suites de l'onanisme sont représentées sous un jour exagéré et faux en grande partie, ces malheureux jeunes gens cherchent du secours. Ils s'imaginent qu'il suflira d'avouer les retours fréquents de pertes séminales sans avouer la cause de ces accidents.

« Les choses se passent un peu autrement pour un second groupe d'individus qui demandent à être guéris de leurs pollutions. Ceux-là aussi se sont masturbés pendant leur jeunesse. Plus tard corrigés de cette habitude, ils ont eu également entre les mains un mauvais livre sur les suites de l'onanisme, et en ont été tourmentés à un tel point qu'une hypocondrie grave a fini par s'emparer d'eux. Il ne leur arrive pas plus souvent qu'à des individus sains d'avoir des pollutions nocturnes, mais celles-ci apportent toujours un nouvel aliment à la disposition hypocondriaque de leur esprit ; ils considèrent ces pollutions comme des événements extrêmement dangereux et s'imaginent toujours qu'ils ressentent les suites désastreuses qui ont fait le sujet de leurs lectures. Les lettres, écrites par ces individus, offrent souvent un remarquable contraste avec leur extérieur. Après avoir lu l'histoire lamentable retracée dans ces lignes, on s'attend à recevoir la visite d'un spectre, au lieu duquel vous voyez entrer dans votre cabinet un homme frais, florissant, qui ne vous rappelle en rien l'auteur de la missive de désespoir (1). »

[1] Niemeyer, *Éléments de pathologie interne et de thérapeutique,* Paris, Germer Baillière, 1866, p. 97 et 98.

Au sujet d'un petit nombre de cas qui présentent quelques graves désordes, il dit :

« On ne s'explique en aucune manière pourquoi ce petit nombre de malades ressentent une perturbation durable de l'organisme à la suite des pollutions, tandis que la plupart des hommes les supportent sans dommage appréciable. L'onanisme exerce également, comme on sait, l'influence la plus pernicieuse sur certains individus, tandis que d'autres s'adonnent presque impunément à ce vice avec une fureur incroyable. Il est impossible de voir dans la perte d'humeurs la cause de l'exténuation et des suites fâcheuses qu'entraînent parfois les pollutions. Les excès sexuels que se permettent généralement les jeunes mariés ne détériorent presque jamais leur santé ; la plupart d'entre eux, même en perdant journellement et pendant longtemps une certaine quantité de sperme, restent tout aussi valides qu'à l'époque où ils vivaient dans un état de parfaite continence. La perte de liquide spermatique chez ces individus l'emporte à un tel point sur celle que subissent les personnes affectées de temps à autre de pollutions, que les suites fâcheuses devraient chez eux se faire sentir beaucoup plus fréquemment, si la cause morbifique consistait dans la perte d'humeur (1). »

[1] Niemeyer, *Éléments de pathologie interne et de thérapeutique,* p. 99.

Si nous considérons maintenant le degré d'attention que l'on donne au mal, le milieu social, l'hérédité, etc., nous voyons que les différences d'effets s'expliquent jusqu'à un certain point. Sur la spermatorrhée, le même auteur ajoute :

« Par spermatorrhée dans un sens restreint, on entend certains états dans lesquels le sperme n'est pas éjaculé par saccade pendant une érection plus ou moins complète, mais épanché peu à peu dans l'urètre et entraîné par l'urine ou évacué lentement pendant la défécation. Les rapports de Lallemand et de plusieurs auteurs sur la fréquence de la spermatorrhée sont exagérés. Les pertes séminales vraies sont des phénomènes rares. Souvent l'hypersécrétion de la liqueur prostatique est confondue avec la spermatorrhée. Dans le liquide visqueux, blanc et écumeux ou tout à fait transparent qui s'accumule en quantité assez grande dans le méat urinaire de certains individus, après des excitations génitales non suivies de coït, on ne trouve généralement pas de spermatozoaires, ou, s'il en existe, ils sont infiniment rares. Souvent aussi on prend pour du sperme le liquide muqueux qui dans la blennorrhée (chaude-pisse chronique) est sécrété par la muqueuse de l'urètre ; il en est de même des filaments muqueux qui pendant les catarrhes vésicaux nagent dans l'urine. Le microscope seul peut donner à cet égard des éclaircissements certains. — Les causes de la spermatorrhée véritable sont obscures. Ces causes paraissent ètre le relàchment ou la dilatation des canaux excréteurs des vésicules séminales et quelques états pathologiques encore inconnus du verumontanum.

« De mème que la fréquence de la spermatorrhée, ses suites fàcheuses ont été peintes avec exagération par Lallemand et autres. J'ai connu à Magdebourg un employé de chemin de fer, qui, pendant au moins dix ans, perdait à chaque selle une quantité de sperme assez abondante, sans que cette anomalie portàt le moindre préjudice à sa santé. Il était marié et avait procréé avec sa femme plusieurs enfants pendant la durée de sa spermatorrhée. Cet individu m'a mème avoué que dans ses voyages journaliers à Leipzig, il se permettait assez souvent des excès vénériens. Chez d'autres individus surviennent, il est vrai, des phénomènes plus sérieux que nous avons exposés en parlant des pollutions (1). »

De mème sur cette affection et sur les préoccupations hypocondriaques, M. Gilles de la Tourette dit :

« Chez d'autres enfin, chaque défécation est suivie de l'écoulement par l'urètre d'un liquide filant dans lequel l'examen microscopi-

[1] Niemeyer, *Éléments de pathologie interne et de thérapeutique*, p. 99 et 100.

que permet de reconnaître, mêlés à quelques spermatozoïdes, les éléments de la sécrétion prostatique. Cette spermatorrhée, assez fréquente, liée tant à la réplétion des vésicules séminales chez les continents et à l'expulsion mécanique de leur contenu par le bol fécal qu'à un certain degré d'atonie des vésicules elles-mêmes, est souvent l'origine de préoccupations hypocondriaques. Elle contribue, dans certains cas, à la constitution de cette forme morbide particulière décrite sous le nom de *neurasthénie sexuelle* et qui appartient bien plus à la vésanie, à l'aliénation mentale qu'à l'état neurasthénique proprement dit (1). »

Au sujet de l'hypocondrie, Niemeyer ajoute ceci :

« Comme causes occasionnelles de l'hypocondrie, il y a lieu de citer d'abord les maladies du corps. Certaines affections entraînent plus facilement que d'autres l'hypocondrie ou, pour parler plus exactement, les modifications matérielles dans le cerveau qui forment la base de l'hypocondrie. De ce nombre sont certaines affections des organes abdominaux, et avant tout le catarrhe chronique gastro-intestinal, ensuite des états morbides dans la sphère des organes génitaux, enfin la blennorrhagie et la

____

[1] Gilles De La Tourette, *Les états neurasthéniques*, Les actualités médicales, Paris, J.-B. Baillière, et fils, 1900, p. 22.

syphilis. Dans cette dernière, il faut du reste faire entrer en ligne de compte l'impression psychique produite par la maladie tout autant peut-être que le mal physique. Si les maladies en question suffisaient à elles seules pour produire l'hypocondrie, les hypocondriaques fourmilleraient de par le monde. Mais comme on ne doit y voir que des causes occasionnelles qui développent seulement le germe de l'hypocondrie, déposé dans l'individu en vertu d'une prédisposition personnelle, la disproportion entre la fréquence des catarrhes gastriques, de la syphilis, de la blennorrhagie et celle de l'hypocondrie ne doit plus nous étonner. — Il en est de même des influences psychiques, parmi lesquelles la lecture de ces opuscules de prétendue médecine populaire, et, dans le nombre avant tout, celle de ce livre abominable répandu en un nombre infini d'exemplaires : « La préservation personnelle », joue peut-être le rôle le plus important. S'il est vrai qu'une lecture de ce genre fait, dans bien des cas, éclater l'hypocondrie, les individus non prédisposés n'en peuvent pas moins l'entreprendre impunément (1). »

Passons maintenant à l'étude de la neurasthénie.

Dans tous les états, dits neurasthéniques, on

[1] Niemeyer, *Éléments de pathologie et de thérapeutique*, p. 431 et 432.

trouve toujours quelques signes de premier
ordre, plus ou moins associés, que Charcot
désigne sous le nom de « stigmates (1) ». Ces
stigmates d'ordre psychique et physique sont:
la Cephalée, qui est la plus fréquente, et qui
consiste en une douleur de tête, paraissant à
divers moments dans les 24 heures et affectant,
avec prédilection, deux sièges : la région des
tempes et celle de l'occipital.

D'autres se plaignent d'une sensation pénible
qu'ils éprouvent au niveau de la région lom-
baire en s'irradiant fréquemment dans les membres inférieurs.

Le vertige neurasthénique paraît surtout le
matin au réveil et pendant le cours de la journée.

Les stigmates viscéraux se manifestent par
troubles des fonctions digestives, intestinales,
urinaires, génitales et par des désordres dans le
fonctionnement du cœur, angor pectoris, etc.

L'activité cérébrale se ressent, elle aussi, de
cette dépression générale de l'organisme, mais
les facultés mentales ne sont pas abolies. La
mémoire quoique paresseuse, reste intacte ; le
jugement dans son ensemble reste sain.

Pourtant, entre le neurasthénique vrai et le
neurasthénique héréditaire, il y a des différences.

[1] Voir Gilles De La Tourette, *Les états neurasthéniques*,
p. 7.

« Le premier, dit M. Gilles de la Tourette, analyse nettement ses sensations, a conscience de son impuissance morale ; le second les interprète d'une façon erronée, je dirais volontiers délirante »

Souvent même les états neurasthéniques se confondent avec les états mélancoliques, hypocondriaques, paralytiques, etc.

Bref, la neurasthénie est un grand complexus, à formes variées, avec adjonctions pour ne pas dire associations morbides, comme dans le cas de l'hystéro-neurasthénie, dont l'étude, fort difficile, forment l'objet de traités spéciaux.

Il ne faut pas croire que, dans ces études, l'accort le plus parfait existe ; les opinions sont très divisées au contraire. Mais, somme toute, de tout ce que nous venons de dire, on peut déduire les conclusions suivantes, que non seulement les excès vénériens et l'onanisme peuvent provoquer l'éjaculation prématurée, mais encore toute cause pouvant déprimer le moral et le physique.

Les désordres, provoqués par l'onanisme, ne sont pas si terribles qu'on l'a prétendu. Ils doivent être différenciés et reportés à leurs vraies causes génésiques.

Beaucoup de ces individus ne deviennent pas neurasthéniques. L'onanisme se pratiquant surtout pendant l'adolescence, alors que la neurasthénie ne se montre guère, on peut dire que la grande majorité des individus passent d'abord par un état de nervosisme auquel on peut facilement remédier. Mais avec le temps, lorsqu'à cet état de nervosisme s'adjoint la dépression du moral, grâce aux idées noires répandues avec tant de profusion, la neurasthénie est inévitable.

La neurasthénie disparaît souvent et l'éjaculation prématurée persiste. J'ai vu, en effet, des hommes qui avaient été neurasthéniques, et qui, par la suite, tout en étant parfaitement sains, ont souffert d'éjaculation prématurée. Dans ce dernier cas, la cause peut être attribuée à l'habitude provoquée, soit par l'exercice spécial qui a lieu dans la pratique de l'onanisme, soit par une représentation mentale, comme il a été dit à la page 29.

Causes locales

Dans l'éjaculation prématurée, les causes locales ne tiennent pas grande place, car celle-ci ne paraît guère que tardivement, lorsque les organes ont acquis cette habitude par exercice, comme nous l'avons vu au sujet de la pratique de l'onanisme, ou lorsque l'épuisement nerveux a produit une dépression générale de l'organisme.

On observe, au début, surtout dans l'onanisme, dans la blennorrhagie, une névrose génitale locale qui se traduit par des pollutions, mais non par des éjaculations prématurées.

L'éjaculation hâtive n'apparaît que lorsque le nervosisme ou la neurasthénie a gagné le système nerveux entier, alors que tout l'organisme se ressent de cet épuisement.

La blennorrhagie, par exemple, détermine les plus grandes perturbations locales : inflammation de la muqueuse uréthrale, congestion de la prostate, dilatation des canaux éjaculateurs, orchite même, pollutions, spermatorrhée, etc.

Étant donnée la fréquence de la blennorrhagie, si l'on considère qu'elle laisse presque toujours des traces de son passage, tous les hommes devraient souffrir d'éjaculation prématurée ; fait, qui, heureusement, ne s'observe pas.

Cela nous indique qu'il faut en chercher la cause autre part. En effet, l'éjaculation est un reflexe d'un mécanisme compliqué, dans lequel l'état psychique, c'est-à-dire la représentation mentale joue un très grand rôle. On doit en rechercher les défauts dans la faiblesse générale du système nerveux, dans les idées qui l'entretiennent, dans l'habitude.

Même lorsqu'il s'agit de pollutions et de spermatorrhée, on peut voir combien ces affections deviennent tenaces lorsqu'une cause d'ordre psychique intervient.

Dans les cas difficiles, il vaut mieux rechercher s'il n'existe pas une affection organique de la moelle épinière.

Il peut exister quelquefois des causes locales, mais ce cas n'est pas fréquent en ce qui concerne l'éjaculation prématurée.

CONCLUSION

L'onanisme, par l'exercice spécial auquel donne lieu sa pratique, provoque l'habitude de l'éjaculation prématurée.

Tout ce qui tend à déprimer le moral et le physique, y compris les excès vénériens de toute nature, peut provoquer la neurasthénie et finalement l'éjaculation prématurée.

Lorsque celle-ci persiste, alors que la neurasthénie a disparue, c'est l'œuvre des idées et de l'habitude.

Les causes locales jouent un rôle effacé dans la genèse de l'éjaculation prématurée.

Dans la majorité des cas, l'éjaculation prématurée peut être attribuée à l'habitude, indépendamment de toute action morbide.

Cela explique pourquoi elle est si rebelle à tous les traitements.

Sensation et mouvement

Ces connaissances étant absolument indispensables pour l'intelligence de ce qui va suivre, je crois pouvoir intercaler ici ce chapitre avant d'aborder l'étude de « Ma Méthode ».

D'après la grandiose théorie de Schwann, tout être vivant est une cellule ou un assemblage de cellules.

La cellule, dit M. Richet, est le microcosme qui représente en abrégé l'être vivant tout entier.

D'après Waldeyer, le système nerveux tout entier est formé de neurones, et ceux-ci d'un corps cellulaire et de prolongements. Ces neurones, par leurs connexions entre eux, forment le système nerveux, composé de centres nerveux et de nerfs.

On distingue deux sortes de nerfs : les sensitifs ou centripètes, et les moteurs ou centrifuges. Il faut noter qu'il existe une sensibilité récurrente.

Aux nerfs sensitifs correspondent des neurones sensitifs ou de réception, et aux nerfs moteurs correspondent des neurones moteurs ou d'émission.

Les neurones des centres nerveux sont groupés en systèmes complexes, dont le plus supérieur forme le système cortical, comprenant les neurones de perception.

Les corps cellulaires de ces neurones (sensoriels, moteurs et sensitivomoteurs) forment la substance grise des circonvolutions cérébrales (1).

Le système nerveux sensitif reçoit les sensations du dehors, tandis que le système nerveux moteur excite les muscles. Quant au système nerveux végétatif il agit sur la nutrition des éléments organiques.

« L'existence du système nerveux psychique, dit M. Ch. Richet, en tant qu'appareil distinct, est tout à fait incontestable, encore qu'il soit si intimement uni aux autres parties du système nerveux que l'analyse physiologique la plus pénétrante n'a pas pu encore et ne pourra peut-être jamais les dissocier complètement. Autrement dit, il y a, dans le système nerveux, des éléments anatomiques qui servent à élaborer la conscience, la volonté, le raisonnement, les idées. »

Une condition indispensable pour la vie du système nerveux, c'est la circulation du sang. Si l'irrigation du sang, contenant les substances nutritives, surtout l'oxygène, ne se produit plus pour la bonne nutrition de la cellule nerveuse,

[1] Voir Docteur Grasset, *Anatomie, clinique des centres nerveux.* — Les actualités médicales, Paris, J.-B. Baillière et fils, 1900.

celle-ci ne peut plus vivre. C'est ainsi que la conscience s'évanouit brusquement lorsque la circulation sanguine s'arrête ou se ralentit, ne serait-ce que pendant quelques secondes.

Les excitants du système nerveux sont nombreux.

Mais, voyons, d'abord, qu'est-ce qu'une force.

La grande conquête du XIXme siècle, fut l'établissement définitif de la théorie mécanique générale de l'univers. C'est le triomphe de la théorie des ondulations éthérées qui a donné l'impulsion décisive à la direction de la science.

Dès le moment où l'on a prouvé que la chaleur se transformait en quantité équivalente de mouvement ou travail, et que réciproquement le mouvement ou travail se transformait en quantité équivalente de chaleur, à partir de ce jour-là, la chaleur, la lumière, l'électricité, le magnétisme n'ont plus été considérés comme des agents distincts, s'ajoutant à la matière, mais comme des modes particuliers du mouvement matériel. Chacun d'eux peut se transformer en un autre mode de mouvement, et l'on peut ramener finalement toutes ces transformations à celle de la chaleur en travail, prise pour type (1).

La force est donc un transformateur de mou-

[1] Voir E. Ferrière, *La Matière et l'Énergie*, Paris, Alcan, 1887.

vement, qu'il soit moléculaire, atomique ou vibratoire.

La force ne peut ni se créer, ni se détruire.

La physiologie, la chimie, la physique et toutes les sciences sont fondées sur les deux principes suivants : celui de la conservation de la matière, et celui de la conservation de l'énergie.

Lavoisier affirma, le premier, que la vie est une fonction chimique, et la chimie moderne n'a fait que confirmer cette donnée : que tous les phénomènes qui se passent chez les êtres vivants et dans les corps bruts, sont des phénomènes physico-chimiques. Ainsi, la respiration et la chaleur animale peuvent être identifiés avec les combustions qui ont lieu dans les foyers.

L'origine de la force, pour les cellules vivantes, qu'il s'agisse de cellules nerveuses ou musculaires, est vraisemblablement d'origine chimique (Ch. Richet).

Les excitations qui s'exercent sur nos surfaces externes ou internes sont, en dernière analyse, mécaniques, chimiques, électriques ou thermiques.

L'agent nerveux, que l'on désigne, faute de mieux, sous le nom « d'influx nerveux », serait constitué par une vibration moléculaire, prenant naissance d'une excitation periphérique et se propageant par les nerfs vers les centres nerveux avec une vitesse variable de 28 à 30 mètres par seconde,

On dit qu'à l'état normal, les centres nerveux ne fonctionnent jamais spontanément, et que toute l'activité cérébrale a son origine, à la periphérie, dans le systéme nerveux centripète.

« Peut être aussi peut-on supposer que les globules centraux, par le simple effet de leur nutrition, et sans excitation venue de l'extérieur, sont capables de dégager des forces qui agissent sur les fibres ; c'est ce qu'on a désigné sous le nom d'*automatisme des centres nerveux* (tonus musculaire ?). Nous examinerons plus loin cette question. Il est en tout cas démontré que l'afflux plus ou moins abondant du sang dans les centres nerveux, que la nature des gaz ou autres principes que contient ce liquide, peuvent devenir des causes d'excitation directe des centres nerveux (1). »

La forme la plus simple de l'activité du système nerveux, c'est le phénomène reflexe.

Un acte reflexe élémentaire s'explique ainsi.

Une excitation, agissant sur l'extrémité d'un nerf sensitif, donne ainsi naissance à l'influx nerveux qui remonte, par le nerf, aux centres nerveux, où il se propage de proche en proche, pour redescendre ensuite dans les nerfs moteurs en se transmettant aux muscles qui se contractent ou aux glandes, dont elle amène la secrétion.

[1] M. Duval, *Cours de physiologie,* p. 35.

Les actes reflexes se produisent selon les lois de l'unilatéralité, de la symétrie, de l'intensité, etc.

La moelle, par ses cordons blancs et sa substance grise, joue le rôle de conducteur ; et, en même temps, elle est le centre des actes reflexes par sa substance grise qui, sans l'intervention du cerveau, peut souvent suffire à transformer la sensibilité en mouvement. Les actes reflexes ainsi produits peuvent s'appeler reflexes médullaires, puisque aucune force intellectuelle n'y participe.

Il existe cependant aussi des reflexes qui, quoique involontaires, sont produits, en quelques parties, par l'intelligence ; c'est pour cette raison que M. Ch. Richet les dénomme : reflexes psychiques.

« Mais il n'en est pas de même de certains autres reflexes qui nécessitent une certaine connaissance consciente de la nature de l'excitation. Ce sont des reflexes que j'ai proposé d'appeler *psychiques*. Leur étude n'a guère été faite jusqu'ici. Elle est cependant fort intéressante et féconde en déductions psychologiques curieuses (1). »

Le caractère propre de ces reflexes, c'est que l'excitation periphérique peut être insignifiante, le rôle de l'intelligence étant de l'amplifier et de la rendre capable d'agir sur la moelle.

[1] Ch. Richet, *Essai de psychologie générale,* p. 75.

L'influence du cerveau sur les reflexes a été surtout mise en évidence par M. Setschnénoff et d'autres physiologistes. Cette action du cerveau sur les reflexes peut être involontaire ou volontaire. En ce qui concerne la volonté et les reflexes d'arrêt ou d'inhibition, nous en parlerons autre part.

Les excitations périphériques ébranlent le système nerveux en déterminant, soit une sensation parfaitement consciente (perception), soit une sensation consciente ou inconsciente, (vague, indécise).

« Les forces naturelles n'agissent sur nos sens qu'en modifiant l'état physiologique de nos cellules nerveuses périphériques. Cette modification doit avoir un certain degré d'intensité pour entraîner une réaction de sensibilité. Pour le nerf moteur, comme pour le nerf sensitif, il faut une excitation d'une certaine intensité pour provoquer la vibration nerveuse ».

. . . .

« On a fait beaucoup d'hypothèses pour savoir par quel mécanisme les forces extérieures sont capables d'agir sur les nerfs. Pour les excitations tactiles, on comprend très bien qu'il s'agit de phénomènes mécaniques. Pour les excitations auditives, il en est probablement de même, les vibrations sonores étant capables d'ébranler les lames de la membrane de Corti. Quant aux excitations gustatives, bien des faits tendent à prouver qu'elles sont d'ordre chimique. Les excitations olfactives sont peut-être de même nature, et cependant il n'est par prouvé qu'il ne s'agit pas là d'une vibration d'une nature spéciale ; car la quantité de substance matérielle qui se dégage du cuivre, par exemple, ou du musc, à la température ordinaire, ne suffit pas pour expliquer l'odeur forte que ces corps dégagent. A plus forte raison. quand il s'agit d'expliquer la diffusion souvent inouïe de certaines odeurs, comme par exemple celles de certains papillons femelles qui attirent le mâle, rien que par leur odeur, à d'énormes distances.

Quant aux excitations visuelles, il paraît vraisemblable, depuis les belles découvertes de Boll et de Kuhne, qu'elles sont de nature chimique : la lumière agissant sur certains éléments cellulaires en produisant des actions chimiques, comme lorsqu'elle actionne une plaque photographique sensible (1). »

« Les sensations de l'organisme humain se meuvent entre deux limites très étroites, une limite minimum et une limite maximum.

. . . .

« Pour que le cerveau perçoive les sensations du toucher, du goût et de l'odorat, il faut que les vibrations imprimées aux appareils nerveux

[1] Ch. Richet, *Essai de psychologie générale*, p. 125 et 126.

aient une certaine intensité et une certaine durée.

« On a pu déterminer approximativement la durée de l'impression extérieure qui est nécessaire pour que cette impression faite sur les fibres nerveuses soit perçue consciemment par l'âme. Pour le tact, par exemple, on admet qu'il faut une durée de deux dixièmes de seconde ; pour le son, un dixième et demi ; pour la lumière, deux dixièmes.

« Quant au nombre de vibrations qui produisent le son pour l'oreille, la science est plus avancée, ainsi que nous l'avons vu plus haut :

« 1° Lorsqu'un son n'atteint pas 60 vibrations à la seconde, l'oreille ne l'entend pas.

« 2° Lorsqu'un son a plus de 40 mille vibrations à la seconde, l'oreille ne l'entend plus.

« C'est donc entre la limite minimum de 60 vibrations et la limite maximum de 40 mille vibrations à la seconde que l'oreille entend les sons.

« La chaleur obscure commence à 65 millions de vibrations ; les couleurs visibles sont comprises entre 500 trillons et 800 trillons ; que deviennent les vibrations dont le champ s'étend depuis 40 mille jusqu'à 65 trillons, qui sont trop rapides pour être *sonores*, et trop lentes pour se faire sentir comme *chaleur* ? » Comme le dit William Thomson, parce que nous n'avons pas encore trouvé un moyen de constater leur existence, nous n'avons aucune raison pour nier l'importance de leur rôle dans la nature.

« Pour l'œil humain, la vision lumineuse s'étend, dans le spectre, du rouge au violet ; au-dessous du rouge et au delà du violet, l'œil ne perçoit plus rien : c'est l'obscurité absolue (1). »

La sensation comprend deux termes que l'on peut qualifier d'inséparables, car la transition, entre chacun d'eux, est insaisissable : d'une part, la notion qui nous fait connaitre le monde extérieur, de l'autre, l'émotion qui produit en nous un état émotif.

Les sensations émotionnelles agréables ou non, en un mot le plaisir avec ses nuances infinies, la douleur, le dégoût, la frayeur, peuvent être provoqués par des excitations péri-phériques actuelles ou antérieures ; car il y a des idées d'émotions, d'actes, que la mémoire enregistre, et qui, conservées sous forme d'éner-gie latente, se déchargent souvent par une petite excitation périphérique en déchaînant des ouragans terribles.

L'étude des émotions a été entreprise par nombre d'auteurs : Descartes, Herbert Spencer, Darwin, Mantegazza, etc. Mais celui qui, par des chiffres obtenus à l'aide d'appareils précis, a mis en évidence « tout un monde de faits de la plus haute importance, relatifs à la physiologie des

[1] E. Ferrière, *La matière et l'énergie,* p. 452-454.

émotions, et à la circulation du sang », c'est M. A. Mosso, professeur à l'université de Turin.

On a étudié le mouvement du sang dans le cerveau au moyen d'un appareil qui s'applique sur une ouverture accidentelle du crâne, une blessure par exemple, et qui inscrit, sur un graphique, le mouvement transmis par le cerveau à l'air que renferme l'appareil explorateur.

Le cas, qui a donné les résultats les plus probants, a été celui de Bertino, qui avait une ouverture large de 2 centimètres dans la région frontale.

L'idée que le sang, en remplissant le cerveau, laisse par cela même un vide dans les mains, avant-bras, pieds, a conduit l'expérimentateur à créer le plétismographe et la balance.

C'est ainsi que l'on a étudié les battements du cœur avec le cardiographe, et les modifications de la respiration avec le pneumographe.

Les expériences prouvent d'abord, aussi bien à l'état de veille ou à l'état de sommeil, qu'une onde sanguine envahit aussitôt la surface cérébrale,

« La cloche de l'hôpital venait-elle à sonner les heures, quelqu'un passait-il sur la terrasse, remuait-on une chaise, remontait-on une montre, quelques malades toussaient-ils dans la chambre voisine, cela suffisait pour modifier d'une manière très apparente la circulation du cerveau, et la plume écrivait immédiatement ces modifications sur l'appareil enregistreur.

« Mais les variations qui se produisent par l'effet de la peur dans la circulation du cerveau sont beaucoup plus grandes. Les admonestations et les reproches que je faisais à Berlino quand, remuant la main ou la tête, il faisait manquer l'expérience, les observations sévères que je lui faisais quelque fois exprès étaient toujours suivies de très fortes pulsations. Le pouls du cerveau devenait six, sept fois plus grand qu'auparavant, les vaisseaux sanguins se distendaient, le cerveau se gonflait et palpitait avec une telle violence que les physiologistes restaient surpris de voir les tracés que je publiais dans les planches de mes recherches sur la circulation du sang dans le cerveau (1). »

Le plétismographe et la balance complètent ces expériences en démontrant que, par le déplacement du sang au cerveau, le volume des mains, des avant-bras, des pieds, diminue. Lorsque l'équilibre se rétablit, le volume de ces organes augmente par suite du retrait du sang qui avait envahi le cerveau.

Les expériences qui ont été faites au moyen du cardiographe sur un chien de chasse, nous montrent que les émotions, aussi bien la peur que la joie, accélèrent les battements du cœur.

[1] A. Mosso, *La Peur*, p. 55 et 56.

Les mouvements de la respiration s'accélèrent, à la plus légère émotion, pour durer quelques secondes ou plusieurs minutes, par exemple à la suite d'un léger bruit, d'un mot de caresse, d'un grondement, etc. (Expérience faite sur un chien).

Les émotions déterminent d'autres effets :

Ainsi, la pâleur ou la rougeur, surtout mani-festes à la face ; le tremblement dans le fou rire, l'ébriété, dans la joie, la volupté, dans la colère, la douleur vive, etc. ; le changement des expressions du visage : divers gestes et attitu-des ; la paralysie des mouvements nécessaires à la fuite, à l'attaque, à la défense ; la perte de la parole, l'abolition de la conscience, etc.

L'explication de ces phénomènes physiques des émotions fait défaut, chez certains auteurs, par suite d'une absence plus ou moins grande des considérations physiologiques ; et, chez d'autres, par suite de l'impuissance dans laquelle se trouve cette science d'interpréter tous ces phénomènes. Ainsi, forcément, l'hypothèse devient souvent une nécessité.

Pourtant, même dans la description de ces phénomènes physiques des émotions, tous les auteurs ne sont pas d'accord.

Au sujet du changement de volume des mem-bres, voici ce qu'écrit M. Ch. Féré (1) :

[1] Ch. Féré, *Sensation et mouvement,* Paris, Alcan, 1900, p. 115-117.

« M. le docteur Lubimoff, qui assistait un jour à mes expériences, voulut bien lui-même servir de sujet : il avait la main dans l'appareil lorsque quelqu'un ouvrit la porte du laboratoire, il crut que c'était M. Charcot qu'il désirait beaucoup voir, cette excitation produisit immédiatement une augmentation considérable du volume du membre; c'est-à-dire un résultat absolument inverse de celui qui avait été obtenu par M. Mosso.

« L'apparente contradiction qui existe entre mes expériences et quelques-unes de celles de M. Mosso disparaît, il me semble, après des expériences d'un autre ordre (1).

« Les effets circulatoires des excitations périphériques varient suivant les conditions où se

(1) La théorie de M. Mosso, de la compensation qui existerait entre la circulation cérébrale et la circulation périphérique, a contre elle un certain nombre de faits physiologiques. Les représentations mentales d'ordre érotique qui, suivant M. Mosso, devraient coïncider avec un état d'éréthisme cérébral, s'accompagnent d'un phénomène périphérique qu'on ne peut pas considérer comme de l'anémie; l'excitation produite par la vue des aliments se traduit par des exagérations de sécrétion salivaire, gastrique, etc., etc. — L'augmentation de volume des organes, sous l'influence de la mise en activité de leurs centres cérébraux, qui me paraît démontrée, est seule capable de rendre compte des modifications de circulation plus caractérisée qui amènent des exsudations sanguines (*stigmates*) ou séreuses (*vésication, brûlure* suggestive), des gonflements localisés du sein (Dumontpallier), de la thyroïde [Luys, *C. R. de la Société de biologie*, 7 août 1886] qui accompagnent certaines représentations mentales. (*Note de l'auteur cité*).

trouve le sujet, Mme C..., hystérique sans crises
qui fréquentait ma consultation externe de la
Salpêtrière, étant en expérience, est soumise à
une excitation par le muse qui détermine une
augmentation considérable du volume de la
main ; je frappe sur le gong, et, sous l'influence
de cette seconde excitation, il se produit une
dépression brusque ; l'excitation auditive seule
produisait au contraire sur elle une augmentation comme chez tous les autres sujets. Un sujet
à son maximum de tension ne peut éprouver
que des phénomènes de dépression, parce que
toute excitation détermine nécessairement chez
lui une décharge sous forme de sécrétion, de
mouvement, etc. La sueur de sang qui a quelquefois été obtenue sous l'influence de la peur
(Parrot) semble indiquer que même dans cette
occurrence il y a, à un certain moment. une
augmentation de l'afflux du sang à la périphérie.

« Toutes les émotions dépressives déterminent une diminution de volume dans les membres (1) ; toutes les émotions excitantes ou agréables déterminent un effet inverse.

Peu importe, en somme, cette contradiction
que l'on dit apparente. Ce qui nous intéresse
surtout, nous, c'est seulement de constater que

______

[1] Quand l'excitation est assez forte pour déterminer
l'effroi, le temps de réaction est plus long que pour des
excitations moins fortes. Il y a, par conséquent, diminution de la sensibilité parallèle à la diminution du sang
contenu dans la partie explorée. (*Note de l'auteur cité*).

les émotions provoquent, dans un sens ou dans un autre, une réaction motrice de l'organisme afin de nous permettre de tirer des conclusions qui en découlent en faveur de notre thèse.

Pour certains de ces phénomènes, voici l'interprétation qu'en donne M. Mosso.

« Les émotions déterminent une activité plus grande dans les phénomènes chimiques du cerveau; la nutrition des cellules se modifie et il s'ensuit une consommation plus rapide de force nerveuse. Aussi, les vaisseaux en se dilatant assurent-ils les fonctions des centres nerveux au moyen d'un afflux plus abondant.

« Les battements du cœur pendant la peur sont l'exagération d'un fait que nous voyons se produire toutes les fois que l'organisme doit acquérir une plus grande énergie et renforcer la circulation vers les centres. Il ne travaille pas pour lui, mais pour le cerveau et pour les muscles qui sont les organes de la lutte, de l'attaque, de la défense et de la fuite.

« La fréquence plus ou moins grande du pouls pendant les émotions dépend de l'excitabilité plus ou moins grande des centres nerveux (1). »

Cependant, nous voyons que dans les fortes émotions, la nature ne donne plus preuve de la même sollicitude et de la même prévoyance;

[1] A. Mosso, *La Peur*, p. 11 et 84.

car, alors que le péril augmente, le tremblement et la catalepsie rendent l'animal absolument incapable de fuir et de se défendre.

« Nous sommes maintenant en mesure, dit M. A. Mosso, de nous convaincre que dans les situations les plus graves nous voyons moins clair que si nous étions calmes.

« En présence de ces faits, nous devons admettre que les phénomènes de la peur ne peuvent s'expliquer tous par la doctrine de la sélection. A leur plus haut degré d'intensité, ce sont des phénomènes maladifs qui prouvent une imperfection de l'organisme. »

Afin d'étudier les effets des excitations périphériques quand le cerveau manque MM. Pflunger, Auerbach, etc., ont fait des expériences sur des animaux décapités,

Ainsi une grenouille, dont on a sectionné la tête, donne les mêmes signes de douleur, si on lui pince la patte, que celle qui n'est pas décapitée.

Si on pince la patte postérieure d'un chien, dont la moelle a été détruite dans la partie dorsale, on constate qu'il la plie ou la retire, quoiqu'il n'ait pas conscience de cet acte. Si l'excitation est plus forte, il retire la queue entre les jambes, et tout son corps est animé de tremblement.

Voilà des signes émotionnels caractéristiques

de la peur, se produisant sans aucune participation de la volonté et de la conscience.

« D'après Christiani, même chez l'animal privé de cerveau et qui, par conséquent, n'a pas de volonté, une lumière vive qui blesse la vue ou des bruits à effrayer un animal peuvent déterminer des inspirations profondes et fréquentes et une respiration haletante plus forte que dans les conditions normales. Cette expérience montre que, dans les phénomènes psychiques, indépendamment de l'action du cerveau, le rythme de la respiration se modifie pour tout changement survenu autour de nous, pour toute excitation périphérique des organes des sens. Ainsi s'expliquent la repiration précipitée et les palpitations que nous ne pouvons maîtriser et qui se produisent quand nous sommes surpris par le battement d'une porte ou un coup de tonnerre ou par mille bruits qui nous saisissent à l'improviste. Et, même après que nous avons reconnu la futilité de la cause qui a produit notre émotion, nous avons de la peine à nous calmer (1). »

« Ainsi la conscience, dit M. Ch. Richet, quoiqu'elle constitue la base de notre existence psychique, n'est qu'un phénomène, superposé, surajouté, pour ainsi dire, à l'existence physique de l'être, et qui ne modifie ni l'excitation extérieure, ni la réaction de l'organisme ébranlé. »

[1] A. Mosso, *La Peur*, p. 93.

Nous nous trouvons maintenant au point où nous voulions arriver, c'est-à-dire à la preuve que les mouvements involontaires, qui accompagnent les émotions, sont provoqués par des excitations périphériques, et que ces phénomènes physiques des émotions peuvent avoir lieu par l'influence des excitations périphériques, même lorsque le cerveau manque. Ce fait est pour nous d'une haute importance, car c'est sur lui que nous avons édifié notre méthode d'arrêt du reflexe de l'éjaculation. Que l'excitation périphérique détermine un état d'excitation suivi immédiatement ou plus tard d'une dépression, ou que la dépression, dans certains cas, se produise d'emblée, comme l'on dit, cela n'est pas, pour nous, d'une grande importance. Ce qui nous intéresse, comme nous le verrons, c'est qu'un changement de dynamis, ne se produise dans un sens ou dans l'autre, ce qui a toujours lieu sous l'influence des excitations périphériques.

Une excitation, qu'elle soit perçue ou non, détermine une augmentation de l'énergie en réserve. Le moment ou l'on commence à sentir un excitant, c'est ce qu'on appelle le « seuil » (Schwelle). Le seuil de la réaction est donc au-dessous de celui de la perception. Chaque impression, dit-on, met en mouvement tout l'organisme, mais peut-être avec une localisation prépondérante pour chaque excitation.

Les excitations s'accumulent dans la moelle épinière, et surtout dans le cerveau, qui plus riche en cellules nerveuses, est plus apte à accumuler les impressions. Il existe des impressions, qui, après être restées longtemps dans le cerveau sous forme d'énergie latente, se déchargent brusquement en provoquant une réaction motrice de l'organisme.

Quelquefois, dit M. Mosso, une partie du système nerveux se charge lentement, comme une bouteille de Leyde. La tension des cellules nerveuses reste pour ainsi dire latente, jusqu'à ce que, par un contact imprévu ou une faible impression, fasse explosion. Cela ne laisse pas de causer quelque surprise ; il semble que ce soit un fait accidentel, un effet disproportionné avec la cause momentanée. Nous avions oublié que le feu travaillait sous la cendre, que la force s'accumulait lentement et nous croyons avoir accompli cet acte avec la volonté.

En ce qui concerne la qualité et la quantité des excitations, voici quelques opinions :

« Quand nous parlons d'excitation, nous ne pouvons rien dire d'elle, sinon qu'elle est faible, moyenne ou forte. Nous ignorons sa qualité, et cependant sa qualité n'est pas indifférente. La conduction dans le nerf se fait par des vibrations ondulatoires (hypothèse nécessaire, d'après les données de la physique générale); il s'ensuit que la vibration nerveuse, comme toute vibration, peut avoir des périodes différentes. Ainsi la forme de l'onde peut être variable, comme sa fréquence, deux données que le terme fort ou faible n'exprime pas; car il indique seulement la hauteur de l'onde. Il est donc très possible qu'une excitation spéciale, celle de la chaleur, par exemple, provoque certaines vibrations nerveuses dont la forme ondulatoire sera toute différente de la forme ondulatoire des vibrations que provoque une excitation mécanique.

Et alors, à ces modalités diverses de l'onde nerveuse primitive, les divers centres reflexes se montreront inégalement excitables, de sorte qu'à tel genre d'excitation ce sera tel centre reflexe qui va répondre plutôt qu'un autre. »

. . . .

« Les raisons pour lesquelles telle ou telle excitation provoque plaisir ou douleur ont fait l'objet des hypothèses les plus différentes, mais il reste encore bien des obscurités.

« Toutefois pour la douleur on est arrivé à une explication vraisemblable. Il est certain que toute excitation violente d'un nerf sensitif provoque de la douleur. La douleur est toujours produite par le mécanisme de l'excitation exagérée, parce que les centres nerveux sont devenus très excitables, ou, ce qui revient au même, parce que le nerf périphérique a été ébranlé par une excitation très forte.

« Cependant toute douleur, tout sentiment

pénible ne reconnaissent pas pour cause une excitation exagérée. Ainsi, pour les saveurs ou les odeurs nauséabondes, qui produisent quelque chose comme de la douleur, on ne saurait dire qu'une excitation exagérée est la cause de notre émotion répulsive.

« Il en est de même pour les sensations agréables. Tout ce qu'on a dit à cet égard me paraît assez vain, et j'aimerais mieux, ce semble, reconnaître notre ignorance en pareille matière, et dire que la cause du plaisir ou du dégoût résulte de notre *organisation* (1). »

M. Mosso, en parlant des expressions de la face en rapport avec l'excitation, écrit ceci :

« Lorsque nous éprouvons une émotion violente, le système nerveux répand son activité par toutes les voies; ainsi s'explique la ressemblance entre les conditions de phénomènes aussi contraires que le ris et les pleurs, la douleur et le plaisir.

C'est la quantité et non la qualité de l'excitation qui pèse sur la balance des expressions. Cette pensée que j'émets deviendra évidente, lorsque nous aurons étudié les phénomènes produits par le chatouillement. Un singe qu'on chatouille sous les aisselles se tord, se contorsionne, rit et pousse des cris qu'on dirait humains. Les centres nerveux sont très impres-

(1) Ch. Richet, *Essai de psychologie générale*, p. 69 et 141.

sionnables, sous l'influence d'une action mécanique exercée sur certains nerfs, par un toucher léger qui produit la sensation la plus délicate, ou éclate comme une tempête qui secoue violemment l'organisme.

On raconte que des personnes sont mortes des suites du chatouillement, et il en est d'une nature si sensible, qu'elles ne résistent pas au plaisir le plus ardent de la vie. Les jouissances les plus vives et les douleurs font vibrer les nerfs de la même manière et arrachent de notre corps les mêmes gémissements. On est profondément surpris qu'un léger chatouillement des nerfs puisse produire un ébranlement aussi profond dans les organes.

. . . .

Les médecins divisaient autrefois les passions en excitantes et en déprimantes ; une telle distinction n'est plus admissible. Il suffit d'observer les effets de la peur pour être persuadé que cette émotion qui, dans le principe, peut paraître excitante devient déprimante à son paroxysme. On en peut dire autant des remèdes déprimants et des narcotiques qui sont excitants à petite dose et deviennent déprimants à dose plus forte (1). »

Dans cet état de nos connaissances physiologiques, c'est seulement l'expérience, la pratique qui nous guidera dans le choix des excitations

(1) A. Mosso, *La peur*, p. 119 et 120.

dont nous aurions besoin. Ce qui sera traité plus loin, afin de compléter les notions d'intensité des forces et des effets d'excitation ou de dépression qu'elles produisent.

MA MÉTHODE

I

Je dis « ma méthode », parce que c'est moi qui l'ai imaginée, qui l'ai mise en application, et qui, pour la première fois, la livre à la publicité.

Elle est d'une simplicité telle qu'aujourd'hui, alors que je la considère, je ne sais ce dont je dois le plus m'étonner : qu'elle n'ait pas été trouvée par un autre plus autorisé que moi, ou que je sois resté si longtumps pour la créer ; car, tous, nous avons négligé de tirer le profit que nous offrent quelques actes bien connus, sinon dans leur mécanisme, du moins dans leurs manifestations.

Si je dis « si longtemps », c'est que, pendant vingt ans, depuis l'époque où ce problème de l'éjaculation prématurée me préoccupe, j'ai erré dans toutes les directions, épuisant presque tous les moyens si variés de la thérapeutique moderne, et que ce n'est seulement tout dernièrement que j'ai porté mon attention sur ces actes, qui se passent journellement sous nos yeux.

Je veux parler de l'inhibition. Mais, d'abord, qu'entend-t-on par là ?

« La force de l'ordre le plus élevé que la nature ait encore produite, la dernière efflorescence consommée de toutes ses œuvres merveilleuses, c'est la volonté », dit Mandsley, et par le fait que nous avons de vouloir, nous pouvons inhiber, c'est-à-dire arrêter un acte ou une action

« La doctrine courante admet que la volonté est un *fiat* auquel les muscles obéissent on ne sait comment. Dans cette hypothèse, il importe peu que le *fiat* commande un mouvement ou un arrêt. Mais si l'on admet, avec tous les physiologistes contemporains, que le reflexe est le type et la base de toute action, et si, par conséquent, il n'y a pas lieu de chercher pourquoi un état de conscience se transforme en mouvement, — puisque c'est la loi — il faut expliquer pourquoi il ne se transforme pas. Malheureusement, la physiologie est pleine d'obscurités et d'indécisions sur ce point (1) ».

On dit que l'inhibition est le résultat d'une interférence, c'est-à-dire qu'une excitation, s'ajoutant à une autre, produit la non-activité, de même que dans les phénomènes d'optique,

[1] Ph. Ribot, *Les maladies de la volonté*, p. 14.

des vibrations lumineuses en annulent d'autres
auxquelles elles viennent s'ajouter. C'est ainsi
que par l'excitation du pneumogastrique et du
grand splanchnique, on arrête dans le premier
cas, les mouvements du cœur, et, dans l'autre,
ceux de l'intestin, Bref, l'action incitatrice
réflexe au lieu de se porter sur un nerf moteur
peu se porter sur un nerf d'arrêt.

Il y a des physiologistes qui admettent des
centres d'arrêt dans le cerveau. La situation de
ces centres est variable suivant les auteurs.
Pour Setschenow ce seraient les couches opti-
ques et la région des tubercules quadrijumeaux;
pour Goltz, ce serait le cerveau proprement
dit. Enfin Ferrier soutient qu'il existe dans les
lobes frontaux, des centres modérateurs qui
joueraient le rôle de facteurs essentiels dans
l'attention. Il existe encore d'autres hypothèses,
mais je crois qu'il est inutile de les mentionner.

« Ces hypothèses sont toutes peu satisfaisan-
tes, et il vaut mieux, je crois, adopter le terme
inhibition, qui n'explique pas grand chose, mais
qui a au moins l'avantage d'être un fait, non une
hypothèse. Le segment nerveux supérieur (cerveau) exerce une action modératrice sur le segment nerveux inférieur (moelle épinière) (1) ».

Alors se pose la question suivante : l'acte de
l'éjaculation peut-il être arrêté ou modéré ?

(1) Ch. Richet, *Essai de psychologie générale*, p. 80.

D'après ce que j'avais lu et entendu, je savais que c'était possible ; mais, voulant affermir mes convictions, au moyen de quelques enquêtes faites à l'aide des prostituées sur l'éjaculation prématurée j'ai pu m'assurer effectivemement qu'il y a des individus qui, pour jouir plus longtemps des plaisirs vénériens, prolongent l'acte sexuel par leur propre volonté. Pour mieux me convaincre, j'ai essayé sur moi cette expérience, et je dois avouer que quelquefois j'ai réussi.

Cette puissance de la volonté est signalée par quelques auteurs.

« La volonté empêche ou au moins diminue très notablement l'intensité de certains réflexes, comme la toux, le bâillement, l'éternuement, le vomissement provoqué par le dégoût, le cri de la douleur ou de l'effroi, *l'éjaculation*, le rire, les larmes, les mouvements convulsifs du chatouillement, le clignement, etc. Bien évidemment tous ces actes sont involontaires, mais la volonté peut les faciliter ou les rendre plus difficiles, parfois même impossibles (1) ».

Mais pour que celle-ci puisse s'exercer librement, il faut qu'elle soit soumise à l'accomplissement de quelques conditions, faute desquelles tout notre effort de vouloir ne serait qu'une vaine dépense nerveuse.

La volonté n'est pas si simple qu'il le paraît ;

(1) Ch. Richet, *Essai de psychologie générale*, p. 51.

elle n'est pas, pour ainsi dire, formée d'un seul morceau, mais, au contraire, elle résulte d'une coordination extrèmement complexe, instable et fragile.

« Dans l'état normal, un but est choisi, affirmé, réalisé ; c'est-à-dire que les éléments du moi, en totalité ou en majorité, y concourent : les états de conscience (sentiment, idées, avec leurs tendances motrices), les mouvements de nos membres forment un consensus qui converge vers le but avec plus ou moins d'effort, par un mécanisme complexe, composé à la fois d'impulsions et d'arrèts.

« Telle est la volonté sous sa forme achevée, typique ; mais ce n'est pas là un produit naturel. C'est le résultat de l'art, de l'éducation, de l'expérience. C'est un édifice construit lentement, pièce à pièce. L'observation objective et subjective montre que chaque forme de l'activité volontaire est le fruit d'une conquète (1). »

« Cette volonté d'arrèt est toujours sous la si complète dépendance des états physiologiques que nous ne pouvons la supposer indépendante de la fonction cérébrale nerveuse. La volonté d'arrèt, de résistance aux passions, est une propriété du système nerveux ; elle dépend de l'état des cellules nerveuses ; c'est une fonction psychique, qui, comme toutes les fonc-

[1] Ph. Ribot, *Les maladies de la volonté*, p. 85.

tions psychiques, a une origine physiologique. Elle dépend de l'état du cerveau, et, comme le cerveau lui-même, elle a ses variétés, ses degrés, ses maladies, ses anomalies.

« Ainsi que toute les autres fonctions cérébrales, cette faculté d'arrêt peut s'exercer, se cultiver, se développer par l'usage ; c'est là l'influence souveraine de l'habitude (1) ».

Pour que la volonté puisse se donner libre cours, il faut qu'il n'existe pas une absence d'impulsion ; absence, qui peut provenir, soit d'un affaiblissement des centres moteurs ou des excitations qu'ils reçoivent, soit par richesse ou pauvreté des idées, etc.

Il faut de plus qu'il n'existe pas une tendance, un désir, une idée fixe ; car tout cela exagérerait l'activité automatique.

Dans le cas que nous examinons, c'est-à-dire l'éjaculation prématurée, autant que nous puissions le supposer, si variées que soit les causes occasionnelles, il en existe toujours une déterminante, stable, d'ordre psychique, je veux parler de l'idée fixe, de la peur du rapide qui, inculqué dans l'esprit, prédomine sur toutes les idées de l'individu, lorsque celui-ci entre en contact avec une femme.

On comprend facilement que, dans de telles conditions, la volonté ne puisse rien, et que,

[1] Ch. Richet, *Essai de psychologie générale*, p. 165.

tout effort, que l'on fasse, ne soit une vaine dépense nerveuse, comme nous l'avons dit.

Annihiler, arracher cette idée de l'esprit, lui donner en mot la liberté et la puissance de vouloir, c'est le débarrasser de l'éjaculation prématurée.

Pour arriver à ce résultat, faudra-t-il des conseils, des exemples, notre autorité morale ?

Non, dis-je, il faut une preuve plus matérielle qui lui relève le moral, lui donne immédiatement confiance en soi-même et supprime la période d'exercice, de préparation, de médication, période toujours trop longue, qui laisse pénétrer dans l'esprit, la méfiance et le scepticisme.

Il faut employer un artifice analogue aux lunettes, qui, aussitôt mises, permettent de lire son journal.

« Mais, me disait un patient, cela serait une merveille ? »

Et pourtant, le miracle a été si réel que le lendemain, après avoir eu des relations sexuelles avec sa femme et avoir éjaculé régulièrement, il n'exprimait plus son étonnement de ce qui était arrivé et se demandait pourquoi une méthode, si simple, n'avait pas été jusqu'ici employée.

Raffermir la volonté, et lui assurer sa toute puissance par preuves matérielles d'un effet instantané ; voilà où commence l'action de ma méthode,

II

La puissance inhibitoire du cerveau sur les reflexes peut être mise en jeu non seulement par la volonté, mais aussi par des excitations périphériques.

C'est ainsi que la frayeur arrête la salivation, ce qui amène la sécheresse de la bouche.

Une forte émotion, comme une dispute, etc., provoque une indigestion par le trouble de la sécrétion du suc gastrique.

Un frappement imprévu sur une porte, pendant l'acte vénérien, arrête l'éjaculation.

Ces faits, ainsi que d'autres, nous montrent donc que dans la nature, sans aucune préparation, sans que nous mettions en action un moyen quelconque, on trouve des exemples qui prouvent, dans notre cas, que l'éjaculation peut être arrêtée par une excitation périphérique.

Devant cette possibilité, je me suis dit qu'il ne me restait qu'à étudier les conditions dans lesquelles ces faits se produisent, et ensuite à les rendre applicables.

Si nous analysons l'exemple donné plus haut de l'arrêt de l'éjaculation, nous nous trouvons en présence de deux conditions communes et indispensables :

Une condition de temps, d'ailleurs très simple, et une condition plus complexe que j'appelerai dynamique.

La condition de temps demande que le moyen choisi, pour arrêter l'éjaculation, soit appliqué un peu avant le moment où celle-ci va passer à l'acte. En un mot, il faut que l'action d'arrêt s'exerce simultanément avec la tendance de déchargement de l'acte réflexe.

La condition dynamique pour produire l'arrêt de l'éjaculation demande l'intervention d'une excitation périphérique, d'une force capable de modifier l'état vibratoire de l'organisme.

Si les frappements sur la porte n'avaient pas eu lieu, l'éjaculation se serait produite. Or, dans ce cas, le cerveau recevait seulement les incitations propres de l'acte vénérien. L'organisme se trouvait donc dans un état quelconque de dynamisme, de vibration.

Les frappements sur la porte intervenant, l'éjaculation a été arrêtée. Dans ce cas, une force périphérique a changé l'état de dynamisme de l'organisme, son état vibratoire.

Examinons maintenant les faits de plus près.

Le bruit produit par les frappements sur la porte est une excitation périphérique, une excitation sensorielle. En ébranlant le système nerveux, cette excitation provoque une sensation, accompagnée d'un afflux sanguin, et un nouvel état de conscience.

Mais, nous avons déjà vu que les animaux

décapités donnent les mêmes signes émotionnels que ceux qui ne sont pas décapités.

Vu le peu d'intensité de l'excitation il fallait par conséquent que l'émotion soit proportionnelle.

Pourquoi donc une excitation pour ainsi dire insignifiante, comme un choc léger sur une porte, provoque-t-elle une émotion si grande?

La raison en est que le nouvel état de conscience, suscité par cette excitation sensorielle, s'accompagne d'une certaine élaboration intellectuelle, et à ce phénomène psychique est dûe l'émotion *profonde* qu'éprouve l'organisme.

En supposant même que l'acte vénérien, auquel la personne X... s'adonnait, n'engageait pas sa responsabilité, l'acte étant licite, que lui et la deuxième personne étaient libres de tout engagement dicté par les lois ou par le cœur, on peut concevoir que, dans ce moment, pourraient se présenter à l'esprit d'autres périls capables de provoquer la peur comme, par exemple, l'idée soudaine que l'immeuble pourrait être incendié, etc. Si le frappement sur la porte eût été prévu, il se serait accompagné d'un certain état émotionnel, mais tout à fait insignifiant. Donc, par le fait que l'excitation périphérique est imprévue elle produit une émotion profonde sur l'organisme; et c'est à cette émotion qu'est dû l'arrêt de léjaculation.

Par conséquent, le fait qu'une excitation est

prévue ou imprévue, a une grande importance au point de vue du degré de l'émotion qu'éprouve l'organisme.

Mais les excitations imprévues ne sont pas applicables, l'imprévu signifiant quelque chose de fortuit, dû au hasard. Prenons un autre exemple.

Une douleur vive survenue pendant l'acte vénérien, arrête l'éjaculation.

Ici, la condition de « prévu » et « d'imprévu » ne joue plus le même rôle que dans le premier exemple; car, la douleur, étant vive, provoquera dans tous les cas une grande réaction motrice de l'organisme. En supposant même que cette douleur était imprévue, à son intensité s'adjoindra peut-être la peur de la mort ou d'un péril quelconque. En admettant qu'elle était prévue, son intensité, dans ce cas, ne diminuera pas: au contraire, elle augmentera, car l'attention d'un péril qui doit arriver développe la sensibilité des centres nerveux sensitifs. Quand la douleur est vive ou très vive, l'augmentation de son intensité par la peur où par l'attention est inutile, l'effet moteur provoqué reste le même, car si la force d'excitation peut croître indéfiniment, l'intensité de la réponse donnée par le système nerveux ne peut croître que dans des limites déterminées.

Mais, si les excitations « imprévues » sont inapplicables, les excitations « prévues », provoquant la douleur, par cela même ne le sont pas plus.

Il faut donc chercher des excitations périphériques qui puissent réunir une des conditions de chacun des deux exemples donnés : c'est-à-dire, d'une part, provoquer une grande réaction motrice sans douleur, comme dans le premier exemple, et de l'autre, qu'elle soit prévue pour pouvoir être mise en application.

La sensation est un phénomène physiologique et la perception un phénomène psychique. Le phénomène physiologique, c'est-à-dire la sensation brute, dépend de l'excitation périphérique, et du degré d'irritation de l'organisme : tandis que le phénomène psychique, c'est-à-dire la perception de la sensation brute, dépend, entre autres, de l'attention qu'on donne à la sensation.

Au point de vue de la fonction de l'irritant, pour qu'une excitation périphérique éveille notre sensibilité, elle doit avoir une certaine intensité, et la discontinuité augmente l'intensité de la même sensation. Un courant électrique, par exemple, dont l'énergie toute entière serait appliquée brusquement, provoque une sensation plus grande que si l'énergie du même courant n'avait été accrue que graduellement.

La réponse du système nerveux à une excitation brusque est la même pour la lumière, le bruit, la chaleur, etc. Cette loi s'énonce ainsi :

« La réponse est d'autant plus forte que l'irritation a été plus soudaine. (1). »

Une excitation de longue durée perd rapidement son efficacité.

« Au début d'une sensation, la réaction est
toujours plus vive. Ce fait est vrai de tous les
phénomènes du système nerveux, et il est inutile de citer des exemples, car, chacun le sait
par expérience, le système nerveux se décharge
à chaque réaction d'une partie de son énergie ;
aussi, quand l'animal est très faible, il ne
réagit plus après deux ou trois fois.

« Nous comprenons maintenant pourquoi les
petites émotions subites produisent dans l'organisme des troubles profonds, tandis que des
événements très graves, auxquels nous sommes
préparés, ont des effets proportionnellement
bien moindres (2). »

En considérant donc l'importance capitale que
le facteur « le temps » joue dans l'action d'arrêt
que nous étudions, nous voyons qu'il faut fixer
notre choix sur les excitations d'une certaine
intensité et sur la condition de soudaineté dans
leur application.

Il est certain que, parallèlement à la circulation du sang, il existe une circulation de l'influx
nerveux, qui, elle aussi, est susceptible de se

[1] Voir Ch. Richet, *Essai de psychologie générale*.
[2] A, Mosso, *La Peur*, p. 31.

modifier profondément sous l'influence des excitations périphériques.

Cette circulation de l'influx nerveux, nous ne la voyons pas, et personne ne peut dire qu'il la connaît, aussi la physiologie ne peut nous donner aucun éclaircissement capable de nous faire connaître comment par ces modifications s'arrête un reflexe quelconque, par exemple, le reflexe de l'éjaculation.

Cependant nous avons vu qu'à ce mouvement invisible en correspond un autre assez visible, que nous pouvons enregistrer à l'aide d'appareils très ingénieux.

C'est ainsi que, de l'étude des émotions, on a pû voir que, sous l'influence d'excitations périphériques, le mouvement du sang dans le cerveau, les mains, les avant-bras, les pieds, présente des phénomènes de flux et de reflux d'une intensité variable pouvant osciller entre des limites extrêmes. Le mouvement de la respiration et le rythme des battements cardiaques peuvent s'accélérer d'une manière démesurée ou diminuer même jusqu'à la non-activité, etc.

Vous comprenez maintenant pour quelles raisons nous avons étudié les émotions, et combien cette étude nous est utile. Car, en somme, que nous importe le mouvement invisible, si nous connaissons celui qui est visible, surtout, si, en le reproduisant dans des conditions sûres, nous obtenons tel effet qui nous intéresse. Le mouvement visible trahit celui qui est invisible, car rien ne se passe dans l'esprit sans une modification de la substance. C'est ainsi que M. Mosso déclare qu'il se fait fort, par la simple vue du tracé d'une ou deux pulsations, de distinguer celles de l'homme qui réfléchit de celles de l'individu distrait. Il reconnaît ainsi l'état d'esprit de l'individu, les pulsations n'étant jamais semblables suivant que celui-ci a peur ou qu'il est calme, qu'il est agité ou tranquille, qu'il lit par exemple Homère ou qu'il lit un conte, etc. Mais si la physiologie est impuissante à nous expliquer comment l'influx nerveux arrête un réflexe, l'analyse psychologique nous apporte cependant quelques données.

Prenons un exemple :

Voici un mathématicien (par vocation) dont le cerveau est constamment occupé de questions de mathématiques. Il peut arriver que, durant l'acte vénérien, son cerveau soit illuminé d'une idée qui lui donne la clef de résolution d'un problème cherché et alors l'acte vénérien ne peut plus continuer.

Dans ce cas, un nouvel état de conscience s'impose, sans aucune lutte, contrairement à ce qui se passe dans les efforts volontaires. Cette inhibition s'explique par la passion du mathématicien pour son problème, par l'attention qu'il portait à le résoudre.

« L'état d'attention intense et spontané, dit

M. Ribot, je le définirais volontiers, comme Sergi, une différenciation de la perception produisant une plus grande énergie psychique dans certains centres nerveux ave une sorte de catalepsie temporaire des autres centres (1). »

Nous avons vu que Ferrier a admis dans les lobes frontaux l'existence des centres modérateurs qui seraient le facteur essentiel de l'attention.

M. Mosso dit « que comme il y a des nerfs sécréteurs, il est probable qu'il y a des nerfs destinés à activer la vie des cellules cérébrales, et, si cette idée est vraie, on devrait considérer l'attention comme un phénomène reflexe. Comme pour les pleurs, le tremblement, la sécrétion de la salive, il y aurait une modification reflexe tout aussi involontaire dans l'activité des cellules cérébrales à la suite des sensations externes. »

L'attention spontanée, qui est la seule naturelle et efficace, est sensitive à son origine. Nous portons attention à tout ce qui nous intéresse et nous passionne.

Dans le cas du mathématicien, l'inhibition s'est faite par la dérivation de l'influx nerveux, par la naissance d'un nouveau centre d'activité nerveuse.

L'influx de la première impulsion se dépense comme il peut, et il ne reste seul à fonctionner

[1] Ph. Ribot, *Les maladies de la peur*, p. 106.

que le centre nerveux formé secondairement.
Ce qui est arrivé au mathématicien n'est pas
un fait accidentel.

Chez l'homme de science et chez le muletier,
par exemple, la répartition de l'influx nerveux
se fait d'une manière différente. Laissant de
côté les cas pathologiques et les différences anatomiques, nous voyons que le fonctionnement
exagéré d'un centre nerveux provient de l'habitude, des passions, et se fait au détriment des
autres.

S'il n'y a pas lieu ici de nous demander
pourquoi se forme un second centre, car l'habitude, les passions expliquent tout, par contre
il n'en est pas de même pour le premier centre
et nous devons nous demander pourquoi celui-
ci cesse-t-il de fonctionner ?

M. F.-A. Longet dit que dans l'exercice de
l'acte vénérien « l'exaltation de la sensibilité est
à la fois cause et effet de l'éjaculation » et
qu'elle doit atteindre la plus haute intensité pour
pouvoir déterminer l'éjaculation (1).

M. M. Duval, en parlant des sensations voluptueuses qui accompagnent l'acte sexuel, dit
aussi que ces sensations sont indispensables
pour l'homme, « car ce sont elles qui amènent
le reflexe de l'éjaculation (2) ».

[1] F.-A. Longet, *Traité de physiologie*, Paris, V. Mas-
son, 1860, p. 761.

[2] M. Duval, *Cours de physiologie*, p. 656.

D'ailleurs, ce fait, que l'éjaculation ne peut avoir lieu sans la sensation d'un vif plaisir, est bien connu de tous.

Or, le plaisir et la douleur sont des phénomènes psychiques. Les excitations, agissant sur nous sont impassibles, l'émotion dépend de l'organisme récepteur. Si le cerveau n'existait pas pour percevoir, il n'y aurait ni plaisir, ni douleur, que nous considérions ces phénomènes comme correspondants soit au changement (Dumont), soit aux états dynamiques, etc.

Dans les cas où la communication avec le cerveau est suspendue, les membres peuvent être soumis à toute sorte d'excitations plus ou moins violentes, sans que celles-ci puissent donner naissance à un phénomène de perception.

Le cerveau d'un animal est toujours prêt à percevoir les excitations vénériennes et à les renforcer, car ses besoins sont limités, pourrait-on dire, à la nutrition et à la reproduction. C'est pour cette raison que, chez les animaux, l'acte vénérien est plus prompt à commencer, et c'est pourquoi, pendant sa durée, il est impossible qu'une dérivation de l'influx nerveux ou qu'une inhibition de quelque nature que ce soit puisse se faire.

J'ai vu un cheval, qui était monté sur une jument attelée, et qu'une grêle de coups de bâtons ne pouvait décider à descendre. Spallanzani et d'autres auteurs rapportent que l'on peut mutiler de toutes façons un mâle au moment de l'accouplement, sans que celui-ci cesse. Chez l'homme, au contraire, nous avons vu qu'il suffit d'un léger frappement à la porte ou d'une petite douleur pour annihiler l'acte vénérien. La raison en est que, chez lui, la vie psychique est trop intense. La lutte pour l'existence, les ambitions, le choix dans l'amour, les goûts raffinés, etc., voilà autant de causes qui peuvent, à un moment donné, diminuer ou faire disparaître le pouvoir du cerveau dans son aptitude à percevoir les excitations génésiques. On comprend, par cela même, qu'il puisse exister des différences sensibles entre les hommes.

Donc, les sensations de la volupté étant absolument nécessaires pour amener le reflexe de l'éjaculation, et le plaisir ou la volupté ne pouvant pas avoir lieu sans une perception du cerveau, il s'ensuit que, toutes les fois que les relations entre le cerveau et la moelle existent et les excitations génésiques, pour une cause quelconque, ne pourront provoquer un phénomène de perception avec plaisir, l'éjaculation ne pourra avoir lieu (Voir p. 88).

Dans le cas du mathématicien, le cerveau de celui-ci étant occupé à résoudre un problème, cette représentation mentale a prévalu sur les excitations génésiques par sa propre force, et une fois maîtresse chez elle, l'attention l'a renforcée. A partir de ce moment, le premier centre a cessé de fonctionner et, par la suite, les excitations génésiques se sont diffusées et se sont dépensées comme elles ont pu en mouvements plus ou moins prononcés, etc.

Et si nous nous demandons maintenant, pourquoi le cerveau n'a pu opérer en même temps la résolution du problème et la perception des excitations vénériennes ? A cela, la physiologie ne nous dit pas grand chose, mais en considérant que l'attention ne peut se manifester dans toute son intensité sans amener un changement notable dans la circulation du sang (1), il y a lieu de croire, qu'à ce moment, il se fait une plus grande consommation de l'influx nerveux, et que, par conséquent, il se fait aussi un changement dans la circulation invisible de ce dernier, le capital disponible d'influx nerveux ne pouvant être employé à la fois à deux fins, une forme de dépense empêchant l'autre.

D'ailleurs, nous voyons qu'alors que nous sommes préoccupés, que notre attention est fixée autre part, nous ne comprenons pas, ou même, notre cerveau ne perçoit pas ce que nous lisons ou ce que nous dit une personne.

[1] « C'est le sang, dit M. Mosso, qui transporte aux hémisphères du cerveau les substances qui semblent nécessaires à la fonction de la mémoire. L'attention ne peut se manifester dans toute son intensité sans changements notables dans la circulation du sang. » A. Mosso, *La peur*, p. 19; *La fatigue intellectuelle et physique*, p. 111.

Cette circonscription dans le champ de la perception, lorsque l'attention est fixée sur un sujet quelconque, s'observe toutes les fois que son intensité est grande et, dans ce cas, la chance, qu'ont les excitations d'être perçues, varie suivant leur propre intensité et le degré de l'attention.

Si nous envisageons maintenant que, pour amener le reflexe de l'éjaculation, il est besoin non pas d'une perception instantanée comme dans les autres reflexes, mais bien d'une perception relativement longue, il est facile de comprendre pourquoi la perception n'a pas lieu lorsque l'attention manque ou qu'elle est occupée autre part.

Il est hors de doute, que l'acte vénérien se fait avec l'attention, car, en l'absence de celle-ci, le plaisir comme la douleur diminuent. Mais elle varie de l'homme à l'homme suivant les conditions sociales, le degré de sensibilité et d'intelligence, les habitudes, etc.

« Nous avons déjà vu un premier processus de différenciation dans le passage de l'onde (nerveuse) diffuse à l'onde restreinte, c'est-à-dire dans le passage de la sensation à la perception distincte : ce qui implique une localisation cérébrale. C'est un processus de différenciation encore plus grand que nous nommons attention : l'onde excitatrice devient plus restreinte et plus intense, plus localisée et plus directe : par suite, le phénomène entier prend une forme claire et distincte (1) ».

[1] Sergi, *Teoria fisiologica della percezione*, ch. XII, p. 216. Cité par Th. Ribot.

Quelle que soit l'opinion que nous nous fassions sur la circulation de l'influx nerveux pendant l'attention, et quelque fantaisistes que soient les descriptions des auteurs, il n'en est pas moins vrai qu'une concentration existe, grâce à laquelle peut se résoudre le problème de mathématique où se produit le reflexe de l'éjaculation.

L'éjaculation, qui survient pendant le sommeil, se fait à l'aide d'une élaboration intellectuelle. Les sensations voluptueuses, qui accompagnent le rêve érotique, alors qu'il n'y a ni érection, ni frottements de la verge, prouvent par cela même qu'elles sont nécessaires à l'accomplissement de l'acte et que c'est le cerveau qui les crée.

Si parfois nous ne nous souvenons pas du rêve, la raison en est que c'est probablement parce que la mémoire nous fait défaut, comme cela arrive dans la dernière période de l'ivresse.

Ce que rapporte Marshall Hall et d'autres auteurs est en faveur du centre de Budge, etc., et ce serait une erreur de croire que l'acte vénérien à l'état normal serait soustrait à l'influence du cerveau. Si le cheval marche comme il veut et où il veut, cela ne signifie pas que lorsqu'il est monté par un cavalier, il marche aussi à son gré. Dans les cas énumérés par Marshall Hall, il est possible d'admettre même un sentiment de plaisir par souvenir.

L'inhibition du reflexe de l'éjaculation ne se fait pas d'une seule façon, elle a plusieurs modalités, et souvent on peut dire qu'il ne s'agit pas ici d'un phénomène d'inhibition. Mais en somme le fait reste le même, car l'éjaculation ne peut pas se produire,

Ainsi, dans l'exemple cité de l'arrêt de l'éjaculation par le frappement sur la porte, il est probable que la peur provoquée a déterminé un déchargement brusque de l'énergie disponible. L'inhibition se serait donc faite par épuisement. Cependant dans le cas du mathématicien, on ne peut expliquer le fait de la même manière; car, ici c'est un état d'excitation qui a empêché l'éjaculation d'avoir lieu.

Dans certains cas tels que celui de l'animal qui guette sa proie ou celui de la personne qui devient insensible à la douleur par suite de la tension de son esprit sur un sujet quelconque, on pourrait dire qu'il y a plutôt une excitation extrème qu'une inhibition (1).

Les excitations parties des organes génitaux, peuvent s'associer avec d'autres excitations à travers la corticalité, et devenir plus puissantes. ou bien être neutralisées par des excitations contraires.

Ainsi, le parfum de l'alcôve exalte les sensations voluptueuses, tandis qu'une odeur désagréable subite peut annihiler l'acte vénérien.

[1] Voir Mosso, *La peur*, p. 110,

Dans le cas du mathématicien, l'éjaculation ne peut se produire à cause de l'excitation de son cerveau, excitation qui est provoquée par l'élaboration intellectuelle nécessaire à la résolution du problème de mathématique. Dans le cas des frappements sur la porte, l'inhibition semble se faire par un déchargement brusque ; dans celui de l'odeur désagréable, l'éjaculation n'a pas lieu par suite d'une dépression d'autre nature. En multipliant les exemples, nous arriverions ainsi aux conclusions les plus différentes et les moins probables. En somme, on ne peut pas dire que l'inhibition se fait par tel mouvement de l'influx nerveux, les phénomènes d'ex_citation et de dépression étant très variables et leur succession souvent insaisissable.

La dynamogénie et l'inhibition sont deux aspects de la même opération, qui nécessite, dans la production de l'acte aussi bien que dans son empêchement, une transformation de force dont nous ne connaisons pas le mode. Dans cet état de l'ignorance où nous sommes à ce sujet, je crois pouvoir donner la formule suivante des conditions qui peuvent empêcher l'éjaculation d'avoir lieu :

Quand les relations entre le cerveau et moelle existent et par suite de causes voulues ou non voulues, l'attention absolument nécessaire à la consommation de l'acte vénérien, ne peut se constituer ou se maintenir dans sa localisation, l'éjaculation ne peut avoir lieu.

Pour cette raison, si l'attention est détournée ou troublée d'une manière durable, nous pouvons inhiber le reflexe de l'éjaculation.

Dans le cas du mathématicien, l'attention a été détournée par une excitation psychique, dans celui des frappements sur la porte, par une excitation périphérique sensorielle et dans celui de la douleur par l'excitation provoquée, par exemple, par la piqûre d'une aiguille perdue dans un lit.

L'attention repose sur des conditions matérielles, comme la circulation du sang. Si celle-ci ne la crée pas, elle n'en est pas moins une des conditions nécessaires à son fonctionnement (1), il s'ensuit qu'un trouble de la circulation sanguine, pourra empêcher l'attention. Or, comme nous l'avons vu, la circulation du sang est modifiée par des excitation périphériques, même en l'absence du cerveau.

Nous sommes ainsi arrivés à la démonstration scientifique que l'éjaculation peut être inhibée par des excitations périphériques.

C'est uniquement dans ce but que j'ai fait tant de citations, et je dois remercier les auteurs que j'ai mis ainsi à contribution. Comme on l'a vu d'ailleurs, les fait sont faciles à comprendre à l'aide des exemples tirés de notre propre vie,

[1] Voir la note p. 86.

par exemple, le cas cité plus haut : que lorsque nous sommes préoccupés, le cerveau ne perçoit pas ce que nous lisons ou ce que nous dit une personne.

Et, en vérité, supposons maintenant qu'au moment où nous écoutons avec plaisir la conversation ou le chant d'une personne, on vienne nous annoncer que la maison est en feu ou toute autre nouvelle alarmante, pourrons-nous rester impassibles et continuer à nous donner le plaisir qui nous convenait si bien ?

Les faits se passent de même avec le cerveau. Celui-ci reçoit d'abord les excitations génésiques, et les perçoit parfaitement; mais viennent d'autres excitations qui envahissent sa maison, comme par exemple les excitations envoyées par un courant électrique ou par une aiguille qui pénètre dans les chairs, etc., il est obligé d'abandonner les premières et de courir à la rencontre des nouvelles. Qu'arrive-t-il alors ? C'est que les excitations génésiques restées seules, n'ayant plus rien qui s'occupe d'elles, les perçoive et les concentre, quittent la maison et se dispersent, empêchant par cela même l'éjaculation de se produire.

Mais, si les excitations du courant électrique ou de l'aiguille étaient arrivées au moment où les sensations voluptueuses atteignaient leur paroxysme, leur action aurait été nulle, car, le cerveau ivre de tant de plaisir n'aurit pu aller à leur rencontre et l'éjaculation aurait fatalement suivi son cours.

Nous donnerons plus loin l'explication de ce petit incident.

Donc, pour obtenir l'inhibition du reflexe de l'éjaculation pendant la durée de l'acte vénérien, il suffit d'imposer au cerveau, en temps utile, la perception d'excitations périphériques autres que les excitations génésiques et dont l'intensité soit en rapport avec le degré d'attention et l'état d'équilibre de l'organisme.

Si l'éjaculation s'arrête, l'érection peut-elle encore continuer ? Telle est la question qui vient naturellement à l'esprit et qui demande une explication.

Tous les faits confirment que l'érection ne tombe pas. Aussi dans l'inhibition volontaire de l'éjaculation, dont la pratique est connue de beaucoup de monde et affirmée d'hommes de haute compétence scientifique, en vue du but de prolonger le plaisir sexuel de l'homme et de la femme, pourquoi chercherait-on à recourir à cette pratique si l'érection devait cesser en même temps que l'arrêt de l'éjaculation ?

L'érection, je le répète, ne peut pas tomber, car l'idée de continuation, qui existe dans le cerveau, agit utilement dans ce but sans que nous fassions aucun effort. Cette force de l'idée est particulièrement mise en évidence dans les actes de somnambulisme.

Voici, par exemple, un sujet endormi auquel on suggère l'idée d'injurier une personne de l'assistance, et que l'on réveille aussitôt après. Le premier mouvement qu'il fera, sera d'avancer vers la personne en question et de l'injurier. Demandez-lui pourquoi il fait cela, il vous répondra qu'il l'ignore, mais qu'il sent en lui-même une force irrésistible qui le pousse à cet acte.

L'inhibition de l'éjaculation par des excitations périphériques est une modalité de l'inhibition volontaire. Celle-ci se fait par une dérivation, en détournant l'attention sur un sujet, en fixant un objet, etc. Dans le cas de l'inhibition par des excitations périphériques, la personne sait parfaitement que le but poursuivi est de pouvoir continuer l'acte vénérien; l'idée de continuation, dans ce cas, agit donc utilement pour le maintien de l'érection, auquel contribue le mécanisme même de l'érection.

Nous voyons en effet, qu'alors que se produit l'éjaculation, l'érection ne tombe pas immédiatement, et que, chez les jeunes gens, même après une première éjaculation l'acte peut continuer sans interruption et en provoquer une seconde. Ce fait de la persistance de l'érection pendant quelque temps après l'éjaculation peut s'observer chez les animaux, par exemple, chez les chiens qui restent accouplés jusqu'au moment où survient le dégonflement de la verge.

L'érection cesse d'autant moins que persiste l'idée de continuation, surtout lorsque celle-ci est aidée par l'action mécanique des frottements. Cette affirmation est basée sur un nombre incalculable d'observations faites, même chez des individus dont l'érection était plutôt faible; car les moyens employés, pour amener l'inhibition de l'éjaculation, ne sont pas violents.

S'il suffit, en effet, pour arrêter un véhicule, de lui barrer le chemin avec un obstacle de 50 kilogs par exemple, cela ne signifie pas que si l'on met, faute de mieux, un obstacle de 100 kilogs, que ce poids soit absolument nécessaire.

Il en est de même pour l'éjaculation. Si des émotions puissantes comme la peur, par exemple, arrêtent l'éjaculation, il ne s'ensuit pas que, pour atteindre ce but, un tel degré soit nécessaire. L'éjaculation peut en effet être arrêtée au moyen d'excitations relativement faibles. J'ai vu des cas où, pour cela, il n'était nécessaire que de quelques gouttes d'amer ou de l'application d'un faible courant électrique, etc. Généralement, l'arrêt de l'éjaculation se fait à l'aide d'émotions en proportion bien moins fortes que celle provoquée par la peur.

Dans les grandes émotions, il y a un bouleversement de l'organisme et, au lieu de l'arrêt de l'éjaculation, on observe la dilatation des sphincters vésical et anal, ce qui amène une perte de l'urine et des fèces. Dans les morts violentes ou rapides, dit E. Godard, il y a émission de sperme.

Mais ces cas exceptionnels, n'ont rien de commun avec le nôtre.

Une autre question qui s'impose et qui demande à être

élucidée, surtout qu'il existe certaines erreurs dans la croyance commune, c'est la suivante : Cette méthode de l'inhibition par des excitations périphériques ne présente-t-elle pas à côté des avantages aussi des inconvénients, en un mot n'est-elle pas nuisible?

Il faut remarquer tout d'abord que ma méthode n'a pas été créée pour faciliter les débauches, mais bien pour venir en aide à un grand nombre de malheureux qui souffrent d'éjaculation prématurée.

Et puis il faut considérer que les excitations périphériques destinées à provoquer une inhibition sont employées dans un but d'émancipation et non d'asservissement, comme c'est le cas des individus qui ne peuvent pas dormir sans prendre de la morphine. Le but essentiel de ces excitations est, comme nous le verrons, d'éduquer la volonté, de la renforcer.

Une fois ce but atteint, ces excitations périphériques ne seront plus nécessaires pour modérer le reflexe de l'éjaculation, rôle qui incombera au cerveau, rentré dans ses droits.

Et notre éducation sur quoi repose-t-elle ? Au début, les parents, les professeurs et puis nous même, nous arrêtons la colère, les actions honteuses, etc.. mettant en action les idées du devoir, la crainte des lois, la honte des hommes, c'est-à-dire des excitations psychiques.

Examinons maintenant la question au point de vue physiologique et psychologique. Elle est assez claire, il me semble, car ici il ne s'agit pas de l'abolition d'un acte pour conclure qu'il soit nuisible, la réaction étant nécessaire, mais bien d'une prolongation de l'acte et je puis ajouter que dans le cas de l'éjaculation prématurée, ce n'est pas même une prolongation, mais le retour à l'état normal.

Car le temps de réaction des excitations génésiques, prolongé par inhibition ou mieux par interruption, est égal dans les cas d'éjaculation prématurée au même temps qui s'observe dans les éjaculations normales. Si l'on considérait comme nuisible ce retour à l'état normal, on serait en droit de dire que toutes les tentatives de la médecine, mises en jeu d'une partie, la stimulation ou la dépression obtenues soit par des moyens souvent identiques à ceux que j'emploie : électricité, hydrothérapie qui agissent comme les émotions, soit par des moyens plus violents, comme les poisons, on serait en droit de dire, je le répète, que ces tentatives sont aussi nuisibles, ce que d'ailleurs personne ne pense. D'ailleurs les nécessités sociales nous obligent journellement à la modération des autres reflexes involontaires comme l'action d'uriner, la défécation, et nous voyons que lorsque l'arrêt est assez court, nous n'en éprouvons aucun effet nuisible.

Si maintenant nous descendons l'échelle zoologique et passons chez les animaux, nous voyons que les excitations génésiques, chez les chiens, les chats, les chevaux, etc., sont très fréquentes, très violentes, et le plus souvent ne sont pas suivies de l'acte vénérien; ce qui malgré cela n'entraîne aucun inconvénient, le calme se rétablissant peut-être avec l'idée qu'ils trouveront l'occasion de se satisfaire. Il est bien entendu que si ces excitations n'étaient jamais suivies de l'acte, elles seraient nuisibles. D'ailleurs, dans notre cas, l'éjaculation a toujours lieu.

La question, considérée maintenant au point de vue psychologique, se réduit au sentiment du plaisir de la puissance ou à celui de la douleur de l'impuissance.

Lorsqu'un homme, atteint d'éjaculation prématurée, a des relations sexuelles avec une femme et qu'après quelques frottements, l'acte touche à sa fin, quoique physiologiquement l'acte soit consommé, il nait en lui un sentiment de la douleur d'impuissance, résultant de ce fait qu'il n'a pu satisfaire cette femme et qu'il est peut-être l'objet de son mépris, sentiment qui se traduit chez lui par une dépression psychique et physique des plus pénibles.

Mais si, au contraire, ce même homme, étant en relations intimes avec une femme et employant ma méthode, peut la satisfaire, il nait en lui le sentiment du plaisir de la puissance, résultant non des sensations génésiques, mais du fait que lui X... Y... a gagné une victoire, comme s'il avait pris l'Eldorado d'assaut. Ce sentiment développe chez lui une dynamogénie des plus favorables qui sera utilisée, comme nous le verrons, pour raffermir la volonté.

En ce qui concerne les hommes qui éjaculent normalement, la durée de l'acte vénérien en tant qu'elle lui a été fixée par la nature étant suffisante pour accomplir une condition de bon entretien de l'organisme et pour donner le plaisir nécessaire à la vie, je ne leur conseille pas la prolongation de l'acte vénérien afin de ne pas arriver à la satiété et pour éviter la fatigue, car, chez eux, le temps de réaction après interruption est trop long, ce qui amène une fatigue plus grande.

Cherchons maintenant à mettre au service de ceux qui souffrent d'éjaculation prématurée, les connaissances qui nous sont acquises (*).

III

Nous avons déjà vu que pour inhiber le reflexe de l'éjaculation, deux conditions sont nécessaires : une condition de temps et une condition dynamique.

La condition de temps. — La condition de temps demande que quelle que soit l'excitation choisie comme moyen d'inhibition, celle-ci soit employée *un peu avant le moment où les sensations voluptueuses arrivent à leur paroxysme,* et jamais, lorsque les sensations ont atteint ce paroxysme. La raison de ce procédé est la suivante :

Les excitations génésiques impriment à l'organisme une vibration qui possède un maximum. Aussitôt ce degré dépassé, il se produit le déchargement sous forme d'éjaculation avec une tension générale des muscles. Quand l'organisme est arrivé à ce maximum de dynamisme, l'instabilité de l'équilibre de la cellule nerveuse est si grand que le mouvement s'ensuit. A partir de ce moment, aucune force ne peut plus amener l'inhibition, et l'éjaculation se produit

(*) Chez ceux qui souffrent d'éjaculation prématurée il existe une attention spontanée concentrée et une instabilité grande dans l'équilibre de l'organisme.

fatalement. Donc, je le répète : Comme moyen d'inhibition, quelle que soit l'excitation choisie, celle-ci doit être employée *un peu avant le moment où les sensations voluptueuses arrivent à leur paroxysme.*

Et ici encore, il faut distinguer deux cas, suivant que l'éjaculation est excessivement rapide ou seulement rapide. (Nous avons déjà vu que cette distinction existe dans l'éjaculation prématurée).

1° Le premier cas concerne les individus dont l'éjaculation est excessivement rapide et chez lesquels l'attention est si concentrée sur leur défaut, et l'instabilité de l'équilibre cellulaire tellement grande que lors de l'introduction de la verge dans le vagin, le processus de l'acte vénérien est si avancé qu'il touche souvent à sa fin. Ceux-ci emploierons donc le moyen choisi pour inhiber l'éjaculation avant même d'introduire la verge dans le vagin (*).

2° Ceux qui, quoique atteints d'éjaculation prématurée, peuvent au contraire se maintenir dans l'exercice de l'acte vénérien pendant un temps assez court, n'emploieront l'excitation choisie pour produire l'inhibition que lorsque la verge sera déjà introduite dans le vagin et que

---

(*) Dans ce cas, le courant électrique peut être employé sans la connaissance de la deuxième personne. (Voir p. 106).

les sensations voluptueuses commenceront à s'accentuer (*).

D'ailleurs, après quelques essais, chacun reconnaîtra aisément le moment oportun pour produire l'inhibition.

La condition dynamique. — La condition dynamique pour produire l'arrêt du reflexe de l'éjaculation demande l'emploi d'une excitation d'intensité quelconque.

Choix des excitations. — Il est nécessaire que l'on sache que les excitations utilisables pour produire une réaction brusque, doivent être désagréables. S'imposeront donc à notre choix les excitations amenant la plus grande réaction, tout en étant les moins désagréables, les plus faciles à manier, sans être nuisibles à la santé. En tenant compte de ces conditions, nous recommandons les excitations suivantes qui nous ont donné des résultats excellents : Ce sont les courants électriques, le froid produit

(*) Dans ce cas, le courant électrique ne peut être employé qu'avec le consentement de notre collaboratrice, c'est-à-dire de la femme. (Voir p. 106). Cependant on peut employer le courant électrique ou autre excitation sans la connaissance de la femme, avant d'introduire la verge dans le vagin, en prolongeant les caresses et les jeux jusqu'à ce que les excitations génésiques deviennent accentuées (gênantes). Car le processus de l'acte vénérien commence, comme nous avons vu, sans érection et sans frottements, seulement par la pensée ou par les attouchements des jeux, des caresses, des embrassements, etc. Dans la série animale, chez la grenouille mâle par exemple, l'éjaculation a lieu seulement par embrassement.

par l'application d'une substance réfrigérante, les odeurs fortes ou nauséabondes, les saveurs aigres, amères, acides, etc.

Pour les courants électriques on pourra employer des appareils électro-médicaux de tout système, à condition qu'ils produisent une petite secousse. On ne peut employer dans ce but les appareils galvaniques (anneaux, bracelets, médailles. etc.), le courant étant trop peu intense.

Pour les corps réfrigérants, le type en est la glace qui est à la portée de tout le monde. Comme odeur puissante, on peut choisir l'ammoniaque. Comme saveurs, on aura le choix entre le jus ou les tranches de citron; les solutions ou les poudres d'acide tartrique, comme substances aigres; l'extrait ou la pâte d'amandes amères, l'extrait de gentiane, comme substances amères. En fait de substance nauséabonde, comme c'est le cas pour beaucoup de personnes, on emploiera l'huile de foie de morue. On peut se servir aussi de sel de cuisine en solution, en poudre, ou en cristaux. On peut d'ailleurs employer toutes les substances comestibles produisant des impressions brusques.

Intensité des excitations. — Dans l'emploi des excitations, il ne faut pas perdre de vue les notions de quantité et de soudaineté.

La quantité, surtout pour nous qui n'employons pas d'excitations violentes, est absolument indispensable. Elle représente une intensité, et pour augmenter celle-ci, il faut lui appliquer la condition de soudaineté. Ainsi, si le moyen choisi pour produire une impression est un liquide ou une poudre, une certaine quantité sera nécessaire, 5 grammes par exemple, que l'on prendra en totalité et non pas gramme par gramme. Dans le cas d'excitations électriques, il en est de même, le courant doit être appliqué dans toute son intensité et non pas accrû progressivement.

Il faut noter qu'il existe aussi des différences individuelles pour une même excitation ou des excitations différentes; ce sera, en somme, l'expérience qui fera choisir aux personnes le genre d'excitation, en quantité et en intensité, qui leur conviendra le mieux. Ainsi, tels individus sont fortement impressionnés par les amers, qui ne le sont pas par les acides, et réciproquement, d'autres sont plus excitables par le froid, etc. (*)

(*) Il faut bien remarquer que les moyens que nous employons n'ont pas d'autre prétention que de produire *à un moment déterminé* des impressions capables d'inhiber le reflexe de l'éjaculation. C'est-à-dire que nous cherchons à tirer un profit immédiat des effets ainsi produits en faveur de l'état psychique.

Mais que fait la médecine quand elle emploie l'hydrothérapie, l'électricité, etc.? Elle produit aussi des impressions mais au moyen de pratiques différentes, et en vue d'un but tout autre. Elle ne cherche pas à tirer un profit immédiat de ces effets, mais bien un profit qui se fait attendre, c'est-à-dire la guérison, et qui dans les cas d'éjaculation prématurée n'arrivent jamais, car l'état psychique a été négligé.

Si nous envisageons la notion de quantité, nous remarquons aussi des différences sensibles. Pour les uns, il est nécessaire de plusieurs grammes, pour d'autres au contraire, il suffit de quantités minimes. Ce n'est que par l'essai que chacun arrivera à connaître rapidement la dose qu'il lui faut.

Généralement, les extraits peuvent se prendre en quantité de 5 grammes, et les poudres en quantité de 1 ou 2 pincées. Pour le jus d'un citron, on peut l'employer en une ou deux fois, et les tranches plusieurs à la fois.

En ce qui traite des courants des appareils électro-médicaux, ceux-ci sont gradués ce qui permet de les régler à sa volonté.

La manipulation. — Étant donné que ces moyens doivent être employés au moment même où l'acte sexuel s'accomplit, le plus pratique serait certainement que les liquides soient renfermés dans des dragées, et les poudres dans des capsules; mais ces opérations, demandant un appareillage compliqué, ne peuvent se faire que chez les pharmaciens. Et ici; il ne s'agit pas de masquer le goût, qui doit être maltraité au contraire.

Cette question de la manipulation m'embarrassait fort au début, mais après des essais, je suis arrivé finalement à trouver quelques procédés très pratiques.

C'est ainsi que les substances en poudre ou

en morceaux peuvent être facilement contenues dans de petits paquets en papier de soie collés. On a ainsi une imitation des capsules.

Les liquides peuvent être mis dans de petits flacons de 5 à 10 grammes, faciles à porter sur soi et aisément applicables; ou même dans de petits biberons.

Au sujet des liquides, j'ai trouvé un moyen qui imite avec succès les dragées. On se procure ce qu'on désigne sous le nom de « capote anglaise » ou « préservatifs » et que l'on trouve dans toutes les pharmacies et maisons spéciales. Cet objet a la forme d'un doigt de gant mais de dimensions proportionnellement plus grandes: on y introduit 5 grammes par exemple d'un liquide quelconque qui remplit le 1/3 ou le 1/4 de sa capacité. On lie fortement le sac au niveau du liquide et on taille tout ce qui dépasse. Le résultat est que l'on a alors une sorte de noix qui peut facilement se porter à la bouche, et que l'on peut mettre en poche si on a eu le soin de la placer dans une boîte solide. Au moment où commence l'acte vénérien, on place cette noix dans la bouche comme une dragée, et, lorsque le besoin le demande, on la presse entre les dents; le caoutchouc ou la baudruche, qui est souple, crève et laisse échapper le liquide qui se répand dans la bouche en produisant son effet. Il est bien entendu que l'enveloppe se recrache aussitôt après (*). Voilà, ce me semble un procédé assez simple et assez commode.

Le citron, découpé en tranches, est aussi facilement maniable, de même que les noyaux d'amandes amères. Avec celle-ci on peut faire une pâte en y ajoutant du sucre ou du mucilage. L'extrait amer s'obtient en faisant bouillir des amandes amères ou du bois de gentiane dans un peu d'eau; on peut, par suite, faire la solution au degré de concentration que l'on désire. Plus l'extrait est concentré. plus la dose employée diminue. La solution d'acide tartrique s'obtient en faisant dissoudre dans de l'eau quelques grammes de cette substance; moins on mettra d'eau, plus la solution sera concentrée.

Il faut néanmoins tenir compte que les substances aigres trop concentrées agacent les dents et produisent un enrouement.

Si on emploie l'ammoniaque, on aura soin, pour éviter qu'il ne se répande dans la poche ou le lit, de la renfermer dans un flacon contenant du coton que l'on imbibe en versant dessus le liquide, le tout naturellement bouché hermétiquement. Au moment de l'employer, on débouche avec les dents le flacon tenu dans une main et on l'approche du nez; lorsque l'opération est finie, on referme le flacon avec le bouchon toujours tenu entre les dents. Il ne faut

(*) Je crois que les préservatifs en baudruche sont meilleurs pour contenir les substances acides.

pas faire abus de ce liquide, car l'odeur étant très forte, peut provoquer des maux de tête. Il serait certainement plus pratique de placer le coton imbibé d'ammoniaque dans une boîte cylindrique pouvant se refermer automatiquement. A l'aide d'un élastique ou d'une spirale de métal, on pourra très facilement construire ce petit appareil.

S'il s'agit de la glace, celle-ci devra être enfermée dans une poche de caoutchouc ou dans une vessie de bœuf, bien liée pour ne pas laisser échapper l'eau. Au moment opportun on la promènera sur la colonne vertébrale ou sur toute autre partie du corps.

En somme, les liquides en flacons, les poudres, les substances en morceaux, se tiennent à la main pour être portées à la bouche quand le besoin le demande, et les liquides, contenus dans lesdits petits sacs de baudruche ou de caoutchouc, se placent dans la bouche.

Le liquide une fois arrivé dans la bouche peut s'avaler immédiatement, mais la poudre, aussitôt la rupture du sac entre les dents, devra être mâchée pendant quelque temps afin que la salive s'imprègne bien des principes aigres ou amers, et les amène au contact des parties sensibles.

Lorsqu'il faut employer un courant électrique, on essaye au préalable l'appareil. Au moment de l'accomplissement de l'acte sexuel, on place l'appareil sur une table près du lit ou même sous le lit, on ouvre le courant et l'on place l'excitateur dans le lit à portée de la main pour pouvoir s'en servir lorsque le besoin le demande (*).

Une fois le genre d'excitation choisi, et les dispositions prises, comme il est dit plus haut, on commence l'acte sexuel, et au moment opportun, on prend avec la main l'excitateur, ou bien on porte au nez l'odeur, ou à la bouche la subtance destinée à produire l'impression, suivant que l'on a choisi comme excitation : soit le courant électrique, soit l'ammoniaque, soit une substance aigre, amère, etc.

Comme on le voit, les moyens sont mutiples et variés, et on n'a qu'à choisir pour pouvoir produire constamment l'inhibition.

Les impressions produites par l'excitant se

(*) Parmi tous ces moyens je donnerai la préférence à l'électricité, non parce que son action sur le système nerveux est plus puissante, mais seulement parce qu'elle nous dispense des effets désagréables et persistants des substances amères, acides, des odeurs fortes ou nauséabondes, etc.

Mais l'électricité présente un grand inconvénient, elle est pour ainsi dire « indiscrète », car elle se communique aussi à la personne avec laquelle nous sommes en contact dans le moment de son application, c'est-à-dire la secousse du courant électrique se ressent en même temps par les deux collaborateurs de l'acte sexuel, ce qui, peut-être, ne serait pas toujours dans l'intérêt du patient.

Cependant on peut obvier à ce défaut en employant le courant électrique avant l'introduction de la verge dans le vagin. (Voir les notes p. 98 et 99).

Un autre inconvénient de l'électricité quand on veut

manifestent par des phénomènes de motricité, par des modifications de la circulation sanguine et de la sensibilité; et ainsi, par le changement de l'état vibratoire antérieur du sujet, état qui était déterminé par des excitations génésiques, l'éjaculation ne peut plus se produire. Pendant ce temps, l'acte vénérien doit être continué, sans aucune interruption, en diminuant seulement les frottements jusqu'à ce que la réaction, déterminée par l'excitant, soit passée. Les frottements persistants, l'excitation génésique recommence à se faire sentir, provoquant des sensations voluptueuses de plus en plus accentuées et finalement, le reflexe de l'éjaculation se produit n'étant plus cette fois empêché. De cette façon, la durée de l'acte sexuel prolongé est égal à celle de l'acte sexuel normal. Comme nous l'avons déjà indiqué plus haut, ceux, qui sont atteints d'éjaculation excessive-

l'employer sans la connaissance de la femme, c'est que dans le commerce il manque un appareil qui puisse être porté sur le corps et dont une simple pression fournisse un courant assez puissant. Un tel appareil serait très utile surtout pour les individus atteints d'une éjaculation excessivement rapide. Et, en effet, ceux-ci éprouvent le besoin de s'électriser quand ils sentent que les excitations génésiques deviennent accentuées, par exemple, au milieu d'une conversation avec la femme avec laquelle il désire consommer l'acte sexuel. C'est pourquoi j'ai inventé une ceinture électrique, qui est capable de donner, sous la pression d'un bouton, un courant suffisant. (Ne pas confondre cet appareil avec la ceinture galvanique qui ne trouve pas d'emploi ici).

Aussitôt que j'aurai trouvé un constructeur, ma ceinture sera annoncée dans les journaux.

ment rapide, emploieront l'excitation choisie un peu avant d'introduire la verge dans le vagin.

L'éjaculation prématurée la plus rebelle, quelle que soit sa source ou son origine, ne peut résister à ce procédé de production d'impressions subites pendant l'acte vénérien et s'arrête avec une précision mathématique.

Le problème de l'éjaculation prématurée est donc ainsi résolu ; et, ce que ne pouvaient faire les moyens si variés de la thérapeutique, se réalise maintenant par mon procédé.

Ce n'est pas seulement en cela que ce résume ma méthode : le serait-ce, que cela signifierait pourtant un grand progrès. Car, en somme, que m'importe que les autres par exemple, lisent leur journal avec les yeux libres, si moi je puis le faire sûrement et sans difficulté au moyen de lunettes ? Certainement il serait préférable de lire avec les yeux libres, mais puisque je ne le puis, je me trouve parfaitement satisfait de mes lunettes et vous aussi.

Mais le but de ma méthode est plus élevé et heureusement toujours réalisable. Il vise de substituer peu à peu à ce dérivatif artificiel, l'action de la volonté (*).

(*) Même dans l'arrêt volontaire de l'éjaculation, dont certains individus ont le pouvoir, on emploie aussi un dérivatif : En détournant l'attention sur un autre sujet, en regardant fixement un objet, si la chambre est illuminée, en diminuant les frottements, etc.

Nous voici donc arrivés de nouveau à ce fameux pouvoir de la volonté. On a tellement loué le pouvoir de la volonté qu'on en a fait une entité. Il n'est rien de tout cela.

« Notre illusion du libre arbitre, dit Spinoza, n'est que l'ignorance des motifs qui nous font agir. » Ce que nous croyons volontaire « doit être, le plus souvent, inscrit au compte de l'automatisme, de l'habitude, des passions et surtout de l'imitation. » La volonté, dit M. Ribot, est un accident heureux, et il est tout naturel qu'il en soit ainsi parce qu'un état complexe, comme la volonté, a beaucoup moins de chances de se produire et de durer qu'un acte simple.

« Je mentionnerai en passant un fait qui rentre à peine dans la pathologie de la volonté, mais qui fournit matière à réflexion. On peut donner à certains sujets hypnotisés l'ordre d'exécuter une action, plus tard, à un moment déterminé de la journée ou même à une date plus éloignée (dans huit, dix jours). Revenus à eux, ils exécutent cet ordre à l'heure prescrite, au jour prescrit, en déclarant d'ordinaire « qu'ils ne savent pas pourquoi (1). »

Dans l'ivresse la volonté est abolie ou amoindrie.

Sous l'influence des passions, on commet nombre d'injustices et de misères et l'on croit que ce sont des actes voulus.

L'attention spontanée est seule efficace. Dans l'attention voulue, la réflexion en représente la forme la plus élevée.

[1] Th. Ribot, *Les maladies de la volonté*, p. 149.

Il ne suffit pas seulement de dire « je veux », il faut en même temps affirmer que c'est possible, que c'est dans notre intérêt, et que cela a déjà réussi à d'autres, etc.

Étant donnée donc la nature complexe de la volonté, sa fragilité et son instabilité, on aurait beau dire à un patient d'avoir de la volonté, de chercher à écarter de son esprit les idées fixes, noires, etc., on n'arriverait à rien.

C'est pourquoi j'ai dit dès le début que pour agir efficacement sur la volonté, il faut une preuve matérielle irréfutable afin que le cerveau accepte définitivement l'idée qu'il est possible d'inhiber le reflexe de l'éjaculation. Et une fois cette idée inculquée dans l'esprit, elle est la mort de toutes les idées contraires, quelle que soit leur ancienneté.

Et vous avez vu que cette preuve, nous pouvons la lui donner en employant des excitations périphériques dans les conditions que j'ai données.

C'est en ceci que réside l'originalite et la puissance de ma méthode. Sans ce dérivatif artificiel, que j'ai imaginé et auquel j'ai réussi à donner une forme définitive à force d'essais, il serait impossible d'arracher de l'esprit du patient l'idée fixe de la peur du rapide qui existe dans tous les cas d'éjaculation prématurée.

Et maintenant que la preuve est faite et

qu'elle peut être répétée d'une manière illimitée et toujours avec succès, ce ne sera plus qu'une question de temps pour que, la volonté étant ainsi raffermie, nous puissions arriver à nous dispenser de l'emploi des excitations périphériques en vue de nous débarrasser de l'éjaculation prématurée. C'est pourquoi après un ou deux essais de ce dérivatif artificiel, chaque fois que l'on se trouvera sur le point de commencer l'acte vénérien, et d'employer lesdites excitations, il faut qu'on se répète à soi-même pendant toute la durée de l'acte, qu'il est possible de modérer l'éjaculation par le seul fait de vouloir. Puis progressivement et à des intervalles régulièrement espacés, on diminuera la quantité ou l'intensité de l'excitant jusqu'à ce qu'il ne soit plus nécessaire de l'employer. La longue expérience que j'ai acquise me permet d'affirmer qu'il est impossible, en suivant mes conseils, de ne pas arriver en peu de temps a pouvoir modérer l'éjaculation prématurée, en un mot de ne pas pouvoir l'amener à l'état normal par le seul fait de la volonté. Les excitations périphériques arrivent, d'ailleurs, toujours infailliblement à ce but, sans aucun effort volontaire.

Et maintenant quelques mots au sujet de la faiblesse des érections chez les individus atteints d'éjaculation prématurée.

Sur ce point, je suis parfaitement d'accord avec M. Niemeyer quand il écrit ceci :

« Une incapacité absolue et continue d'exécuter un coït normal ne se rencontre que rarement dans l'âge viril. Même certaines difformités du pénis, la perte d'un testicule ou des maladies de l'un et de l'autre testicule, sont loin d'être suivies régulièrement d'une impuissance complète. Par contre rien de plus commun que des exemples de puissance affaiblie..... »

Dans notre cas l'affaiblissement des érections, quand cela arrive, n'est pas dû généralement qu'au découragement du patient résultant de son état et de la lecture des mauvais livres. Mais aussitôt l'éjaculation prématurée disparue, la confiance revient et le retour à l'état normal se fait de lui-même.

Si le patient ou le médecin, qui emploiera cette méthode, juge bon d'accélérer le processus de reconstitution dans les cas de faiblesse générale de la santé, il peut employer n'importe quel moyen et le fera avec succès, les idées noires, hypocondriaques cette fois étant déjà disparues.

ERRATA

Page	Ligne	Au lieu de :	Lire :
1	1	faiblesse irritative	faiblesse irritable
3	10	faiblesse irritative	faiblesse irritable
21	6	désir	plaisir
25	4	de l'effort de l'attention	l'effort de l'attention
32	5	ce	ce
38	21	vra	vrai
67	14	longtumps	longtemps
75	6	il faut	il ne faut pas

9 782014 098822